# 피로 해독

**그냥 두면 절대 풀리지 않는 피로,**
**'만성피로증후군'의 모든 것!**

알렉스 하워드 지음 | 서경의 옮김

# 피로 해독

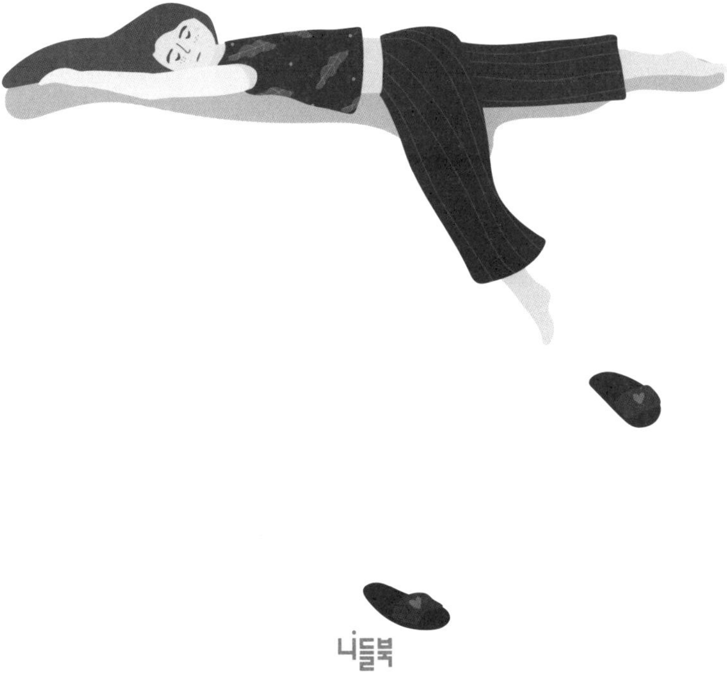

니들북

## 추천사

극심한 피로에 지친 이들에게 다시금 목표를 향해 즐겁게 살아갈 희망을 안겨주는 실용적인 책이다.

– 미란다 하트 | 희극인, 배우, 작가

지친 삶에서 활력을 되찾고 싶은가? 어둠 속에서 헤매는 대신 광명을 찾고 싶은가? 한때 당신과 같은 처지에 있었지만 건강을 되찾은 저자가 그 해답을 제시한다.

– 제이콥 티틀바움 | 의사, 베스트셀러 《피로에서 환상으로From Fatigued To Fantastic!》(국내 미출간)의 저자

알렉스 하워드와 동료들은 수년간 다양한 피로증후군 환자들에게 엄청난 도움을 줬다. 피로는 대단히 복잡한 주제로, 임상적으로 접근해서 연구하기가 쉽지 않다. 이 책은 이런 복잡한 문제를 훌륭히 다루고 있으며, 의학적 소양이 없는 일반인뿐 아니라 의료 전문가 모두 쉽게 이해하고 적용할 수 있도록 적절한 방식으로 설명하고 있다.

– 데이비드 브레디 | 교수, 《섬유근육통 치료The Fibro-Fix》(국내 미출간)의 저자

알렉스는 이 책에서 만성피로증후군/근통성뇌척수염 환자들에 대한 서양의학의 한계를 잘 보여준다. 의사들은 이들 질병의 원인이나 환자들이 아프게 되는 메커니즘을 찾아내지 못한다. 알렉스는 이 책을 통해 독자들에게 로드맵을 제시하며 어떻게 회복할 수 있는지 그 방향에 대해 설명하고 있다. 이러한 회복을 위한 원칙과 치료를 통해 큰 도움을 얻을 수 있을 거라 믿는다. 이 책에서 제시하는 방법은 누구나 활용 가능하며 어려운 개념도 쉽게 이해할 수 있다. 물론 회복으로의 여정은 결단과 용기가 필요하며 결코 쉬운 길이 아니다. 하지만 이 책과 함께라면 당신은 해낼 수 있다.

– 새러 마이힐 | 의사, 《만성피로증후군 및 근통성뇌척수염의 진단 및 치료: 히포콘드리아가 아니라 미토콘드리아 **Diagnosis and Treatment of Chronic Fatigue Syndrome and Myalgic Encephalitis: It's Mitochondria, Not Hypochondria**》(국내 미출간)의 저자

마침내 피로에서 회복으로 이끄는 흥미로우면서도 실행 가능한 지침서가 나왔다. 이 책은 피로와 관련된 서로 다른 시스템을 다루고 있다. 우리는 모두 독특한 개체이기 때문에 각자 자신한테 맞는 치유법을 찾는 것이 중요한데, 이 책이 바로 그 길을 제시해줄 것이다. 치유에 이르는 종합적인

로드맵을 제시해줘서 고마워요! 모든 이들에게 적극 추천한다.

– 도나 게이츠 | 교육학 석사, 미국노화방지의학 전문의, 베스트셀러 《신체 생태학 다이어트The Body Ecology Diet》(국내 미출간)의 저자

옵티멈헬스클리닉의 알렉스와 의료팀에게 진심으로 감사한다. 피로에 관한 책은 정말 많다. 그래서 이 책을 건너뛸 수도 있지만 간곡히 부탁한다. 이 책을 꼭 읽기 바란다. 지속적이고 다중적이며 복합적인 피로에 대한 알렉스의 접근법은 차원이 다르다. 그는 자신의 경험을 바탕으로 이 여정을 시작했으며 결국 클리닉을 설립하기에 이르렀다. 헌신적인 연구팀과 동료들은 피로의 다양한 측면을 파헤치기 위해 협력하고 있다. 그들은 수천 명의 환자를 성공적으로 치료했으며 이를 바탕으로 많은 연구 논문을 발표했다. 당신의 피로를 유발하는 원인이 무엇이든 이 책에 시간과 정성을 투자한다면 만성피로에서 치유를 향한 여정에 종지부를 찍게 될 것이다.

– 카라 피츠제럴드 | 클리닉 원장, '기능의학의 새 지평' 팟캐스트 진행자

독자들은 마침내 피로와 관련된 자신의 증상을 제대로 이해할 수 있는 특별한 기회를 갖게 됐다. 알렉스는 쉬운 12단계의 과정을 통해 회복에 이를 수 있다는 희망을 제시한다. 이 책은 만성피로 및 유사한 증상으로 고통받는 이들을 비롯해 클리닉 및 전문의 교육 과정 이수자들의 필독서가 될 것이다.

- 안드레아 나카야마 | 기능의학 영양사, 기능영양동맹 설립자 겸 클리닉 원장

CONTENTS

## PART 3
# 피로 회복하기

---

# PART 1

# 피로
# 이해하기

CHAPTER 1

# 피로의 근본 원인

대부분의 사람들이 그렇듯 나 역시 아프면 약을 먹으면 괜찮아진다는 믿음으로 살아왔다. 적어도 16살 생일 전까지는 그랬다. 하지만 나는 어떤 약으로도 고칠 수 없는 극심한 신체적 고통을 겪어야 했다. 어느 날 아침, 잠자리에서 일어나면서 나는 무언가 대단히 잘못됐다는 것을 느꼈다. 마치 누가 내 몸에서 에너지 플러그를 뽑아버려 어떠한 힘도 남아 있지 않은 것 같았다. 침실에서 화장실까지 가는 것이 마라톤처럼 느껴졌고 온몸이 쑤셨으며, 가장 기본적인 일을 하는 것만으로도 머리가 어질어질했다.

몇 번의 진료와 이런저런 검사 끝에 바이러스에 감염됐다는 진단을 받았다. 의사는 휴식을 취하라는 말과 함께 1~2달 후면 괜찮아질 것이라고 했다. 친구들과 운동을 하고 음악을 하고 싶은 10대 소년에게 그 시간은 평생처럼 길게 느껴졌지만, 나는 바이러스로 인한 증상을 겪고 있을 뿐 그보다 심각한 건 아니라고 생각했다.

3달 후 나는 또다시 의사를 찾아갔다. 이번에는 할머니가 앞장을 섰다. 마지막 진료 이후 나의 상태는 전혀 나아지지 않았으며 오히려 더 나빠져 있었다. 다시 학교로 돌아가려던 계획은 완전히 무너져버렸고 최악의 고통을 맛봐야 했다. 집에서 진료소까지는 차로 5분 거리에 불과했지만 백만 킬로미터처럼 느껴졌다. 진료소에 도착했지만 너무나 어지러워 서 있는 것조차 힘들었고 바닥에 웅크린 채 드러눕지 않기 위해 사력을 다해야 했다.

대기실에 앉아 기다리는 동안, 잠시라도 고통을 잊기 위해 다른 환자들을 둘러봤다. 차라리 팔다리뼈가 부러지거나, 누구나 아는 질병이었으면 좋겠다는 생각이 들었다. 그러면 적어도 치료법은 확실할 테니까 말이다. 내 차례가 되어 진료실로 들어갈 때 할머니가 따라 들어왔다. 내가 막 최근의 증상을 설명하자 할머니가 끼어들었다.

"만성피로증후군이나 근통성뇌척수염은 아닐까요?"

할머니는 단호한 목소리로 의사에게 물었다. 의사는 수심에 잠긴 듯한 표정으로 잠시 침묵을 이어갔다. 나는 평소보다 둔해진 뇌로 방금 할머니가 한 말이 무슨 의미인지 파악하기 위해 애썼다. 만성피로증후군에 대해서는 별로 아는 것이 없었지만 좋지 않은 소식인 것만은 분명했다. 마침내 의사가 입을 열었다.

"아마도 그럴 가능성이 커 보입니다."

잠시 후 내가 나섰다.

“그게 뭐죠? 먹으면 되면 약 같은 게 있나요?”

“지금으로서는 처방할 수 있는 약이 없습니다. 제가 추천할 수 있는 것은 상담뿐입니다.”

내가 치료법이 없는 심각한 증상을 겪고 있다며 상담을 권하는 의사의 말이 가슴을 짓눌렀다. 얼토당토않은 의사의 말에 소리를 지르고 싶었지만 그럴 힘조차 없었다. 확신하건대 나는 마음이 아니라 몸이 아팠다.

## 희망의 역효과

그해 가을 아침의 공포가 완전히 자리를 잡기까지는 수년이 더 걸렸다. 주류의학이 내 문제를 해결하지 못한다는 사실을 받아들이기 어려웠던 할머니는 기이하고 신비로운 대체의학 세계로 나를 끌고 다녔다. 나는 영양 전문가, 에너지 치유사, 한의사, 인도 주류의학자 등을 모두 섭렵했다. 처음 몇 번은 어떤 희망과 흥분으로 설레기도 했다. 하지만 일정한 패턴이 반복됐다.

해당 치료법의 효능에 대한 설명을 듣고 나와 비슷한 증상을 겪고 있는 환자들의 경험담이 담긴 소책자를 읽는다. 잠시 이 치료가 효과가 있을 거라는 희망을 품는다. 하지만 몇 주 또는 몇 달 후 그것이 전혀 효과가 없다는 것이 분명해지면 또다시 실망감에 사로잡힌다.

나는 희망을 품는 일을 멈춰버렸다. 나아지고 싶지 않아서가 아니라 더 이상 실망의 정서적 롤러코스터를 감당할 수 없었다. 나는 냉소적인 성격

이 아니었지만 내 자신을 보호하기 위해 냉소적으로 변할 수밖에 없었다. 2년여에 걸쳐 여러 의료 전문가를 만났다. 식습관을 완전히 바꿨고 이런저런 피검사를 받았다. 수많은 대체의학 관계자를 만나봤지만 소용이 없었다. 내 증상은 점점 악화됐고, 끔찍한 고통이 길어지면서 점차 내 마음도 무너져내렸다.

## 인생의 전환점

18살이 됐을 때 내 건강은 최악의 상태에 이르렀다. 자살이라도 하고 싶은 충동을 느꼈다고 말하기는 어렵다. 왜냐하면 죽고 싶지는 않았으니까. 하지만 이런 악몽 같은 삶을 계속 이어간다는 게 고통의 연속이었고, 침실에서 화장실까지 가는 몇 걸음이 에베레스트산을 오르는 것처럼 느껴졌다. 절망적인 상황에서 어느 날 나는 삼촌에게 전화를 했다. 그리고 삼촌과의 그 대화가 내 삶의 방향을 바꿔버렸다.

삼촌은 마치 《반지의 제왕》에 나오는 간달프 같은 사람이었다. 자주 볼 수는 없었지만 정말 필요할 때 나타나서 진심 어린 충고를 해주고는 다시 지평선 너머로 홀연히 사라지곤 했다. 나는 멀리서나마 삼촌을 진심으로 존경했다. 삼촌이 인디 음반회사를 운영한다는 사실 또한 나 같은 펑크록 기타리스트에게는 더욱 매력적으로 다가왔다. 그날 나는 삼촌한테 나의 기분을 솔직하게 털어놓았다. 내 삶과 그 안에 있는 모든 것을 증오했으며 지옥으로 변해버린 일상을 단 하루도 영위하고 싶지 않았다. 나는 벼랑 끝에 서 있었으며 더 이상 버틸 힘이 남아 있지 않았다.

삼촌 역시 나의 상황을 모르지 않았다. 삼촌은 내가 자신의 삶을 바꾸기 원한다면 나 스스로 그렇게 해야 한다는 사실을 알고 있었다. 먼저 삼촌은 내게 간단한 질문을 던졌다.

"0점에서 10점까지 너는 얼마나 나아지기를 바라니?"

나는 길게 생각할 필요가 없었다. 나는 10점 만점에 9.5점이라고 대답했다. 그다음 내가 한 일은 나아지기 위해 스스로 할 수 있는 것들의 목록과 증상을 더 악화시키는 것들의 목록을 작성하는 것이었다. 나아지기 위해 내가 할 수 있는 일들을 생각하자 온갖 변명이 떠올랐다. 나는 이미 모든 것을 시도했고 아무것도 소용이 없었다. 아무도 찾지 못한 해답을 내가 어떻게 찾아낸단 말인가. 하지만 나는 삼촌을 존경했고 너무나 절실했기에 명상, 요가, 음식 및 영양에 관한 공부 등의 목록을 작성했다. 심지어 '심리학 탐구하기'도 목록에 포함시켰다.

그다음은 증상을 악화시키는 것들의 목록을 작성했다. 그것은 한 단어로 귀결됐다. 삶. 하루를 버텨내는 것 자체가 고문처럼 느껴졌다. 나의 대답을 들은 삼촌은 해답을 찾기 위해 좀 더 깊은 고민을 하라고 충고했다. 그런데 나를 송두리째 바꿔놓은 것은 삼촌이 그다음에 던진 2가지 질문이었다.

"변화를 이끌어내기 위해 하루에 몇 시간을 투자하지?"

내 대답은 한심하기 짝이 없었다. 내가 할 수 있는 일이 있다는 것은 알고 있지만 그것을 실천에 옮기지는 않았던 것이다. 삼촌은 비난의 의도 없이 다음 질문을 던졌다.

"하루에 몇 시간이나 텔레비전을 보지?"

나는 소심하게 대략 하루에 7시간 정도 텔레비전을 본다고 대답했다. 물론 핑계는 있었다. 다른 활동을 할 힘이 전혀 남아 있지 않았고, 텔레비전은 몸이 아프다는 사실을 잠시나마 잊는 데 도움이 됐기 때문이다.

"10점 만점에 9.5점만큼 나아지고는 싶지만, 노력은 전혀 하지 않았구나. 치료에 도움이 될 만한 어떠한 행동도 실천하지 않으면서 텔레비전은 7시간이나 보는구나."

'뭔가 잘못된 것 같은데?' 나는 자신을 방어하는 대신 진심으로 곰곰이 이 문제에 대해 생각하게 됐다. 그날 이후로 나는 회복의 길을 찾는 데 전념했다. 치유를 위한 여정에 나의 모든 인생을 걸었다. 나는 그만큼 절실했고 다른 선택의 여지가 없었다.

## 나의 피로 해독기

그 후 5년간 나는 30명 이상의 진료의를 만났고 500권 이상의 책을 읽었으며, 수많은 시간 동안 명상과 요가를 했다. 그러한 과정을 통해 피로에서 회복하는 것은 수수께끼 퍼즐을 해독하는 것과 같다는 생각을 하게 됐다. 적절한 때, 적절한 순서로, 적절한 개입을 적용해야 하기 때문이다. 그 사이 수많은 시행착오가 있었고 좌절의 순간도 많았다. 나는 올바른 재료를 모으는 것도 중요하지만 그것들을 적절한 방법으로 취합하는 것도 중요하다는 사실을 깨달았다. 어떤 단계에서는 도움이 되는 치료법이 다른 단계에서는 오히려 해가 될 수도 있었다. 바이오 해킹(질병 단계는 아니지만 피로, 체력 저하 등의 증세를 느끼는 사람 혹은 일반인을 더욱 건강하게 만드는 데 초점을 둔 헬스 케어 혁신 - 옮긴이)이란 개념이 대중문화에서 주목을 받기 훨씬 이전에 나는 그것을 하고 있었던 셈이다. 나는 신체에 대한 끊임없는 실험을 통해 피로의 수수께끼를 해독하려 했다.

삼촌과 운명적인 대화를 나눈 지 5년이 지난 지금 나는 완전히 회복했다. 보통은 차질 없이 무언가를 해낼 수 있을 때 완전히 회복됐음을 알 수 있다. 내 경우는 아무런 문제없이 전력 질주를 하는 것이었다. 다만 질주 자체가 나의 회복을 증명하는 진정한 테스트는 아니었다. 유의미한 회복은 만성피로의 전형적인 증상인 연이은 신체적 좌절 없이 또다시 달릴 준비가 됐을 때 비로소 찾아왔다.

## 피로 전문 클리닉을 열다

회복의 후반기에 나는 웨일스에서 심리학을 공부했고, 졸업논문을 준비하면서 나처럼 심각한 피로 증상을 겪은 10명을 인터뷰해서 피로가 그들의 자아감에 어떤 영향을 미치는지 연구했다. 피로에서 회복한 3명은 심대한 어려움과 고통에도 불구하고 그러한 경험이 삶을 더욱 풍요롭게 만들었다고 말했다. 이는 학문적으로 외상후 성장post-traumatic growth으로 불리는 현상이다.[1] 나 역시 지옥을 경험하고 난 후 내 자신에 대해 더 잘 알게 됐고 내 능력을 강력히 자각하게 됐다. 또한 나와 비슷한 상황에 처한 사람들을 도와야 한다는 깊은 책임감을 갖게 됐다.

1년간 심리학 교수님의 조교로 일하면서 내가 아팠을 때 있었으면 했던 클리닉을 직접 만들기로 결심했다. 남을 돕고 싶다는 열망과 내가 찾은 해답에 대한 믿음으로 옵티멈헬스클리닉을 개원했다. 노스 런던의 단칸방에서 시작했는데, 매달 월세를 내는 것도 버거운 상황이었다. 하지만 불과 수 개월 만에 영국 전역의 근통성뇌척수염myalgic encephalomyelitis, ME, 만성피로증후군chronic fatigue syndrome, CFS, 섬유근통fibromyalgia으로 고통받는 사람들에게서 수많은 문의가 빗발쳤다.

나는 영양치료사 니키 그라트릭스를 팀원으로 초빙했다. 나 역시 영양학에 대한 기본적 소양은 있었지만 내 전문 분야는 심리학이었기 때문이다. 그 후 우리 둘만으로는 감당할 수 없을 만큼 업무가 늘어났기에 안나 더스킨스키가 심리학 디렉터로 합류했고 나는 클리닉 전반을 운영하는 일에 집중하게 됐다. 안나는 나와 비슷한 증상과 회복을 경험했는데 우리의 개인적인 경험은 환자 중심 치료법의 근간이 됐다.

클리닉의 규모가 커질수록 엄청난 책임감이 뒤따랐다. 우리는 모든 해답을 가지고 있으며 우리의 치료법이 피로에 관한 한 유일한 해결책이라고 주장하는 우를 범하지 않으려고 노력했다. 매우 신중하게 피로와 관련한 치료법에 획기적인 방법을 시도했는데 각 환자의 개별적인 차이점에 초점을 맞추는 것이었다. 클리닉 초기에는 최고의 진료팀을 꾸리고 훈련시키고 지원하는 데 많은 애를 먹었다. 나는 경영학에서 A 학점을 받은 것 외에는 경영에 대한 경험이 전무했으며 제대로 된 직장을 다녀본 적도 없었다.

우리는 일을 하면서 계속 배워 나갔고 돌이켜보면 엄청난 성장을 이뤄낸 것은 기적과도 같았다. 감사하게도 우리는 필요할 때 적절한 사람들을 만나 도움과 지원을 받을 수 있었으며 이러한 행운을 통해 지금까지 버텨 올 수 있었다. 시간이 지나면서 피로와 관련한 증상에 대한 우리의 치료법이 주류의학에 수용되고 통합되기 위해서는 의학 용어, 즉 연구 용어로 소통해야 한다는 사실을 깨달았다. 그런 이유로 2011년에 독자적인 연구 부서를 설립하게 됐다.

1년 후 우리의 치료법에 의한 주요 개선 상황을 통계적으로 보여주는 전향적 예비 연구 결과를 〈영국 의학저널 오픈〉에 게재했다.[2] 또한 〈심리학과 건강, 의학적 가설〉 및 〈통합 이론 및 실제 저널〉 등의 잡지에도 논문을 게재했다.[3] 이후 클리닉팀은 50개국 이상에서 1만 명 이상의 환자들을 치료했다. 현재 20명의 진료진이 일하고 있으며 세계적으로 인정받는 선도적 통합 치료 클리닉으로 거듭났다. 우리는 많은 것을 배웠으며 피로와 관련한 증상에 대한 많은 지식을 축적했다.

## 본격적으로 시작하기 앞서

이 책에서 나는 클리닉팀을 통해 개발한 치료법의 주요 원칙을 소개하고자 한다. 또한 실제적으로 도움을 줄 수 있는 가이드를 제공할 것이다. 먼저 약속과 격려의 말을 전하고 싶다.

- 내가 경험한 것과 같은 끝없는 실망의 희생자가 되지 않도록 희망을 줄 것이다.

- 증상의 복잡성에 대한 과학적 사실을 알려주고 접근 가능한 실질적인 방법을 제공할 것이다.
- 연민과 공감은 물론 필요에 따라 따끔한 충고도 마다하지 않을 것이다.

안타깝게도 나와 우리 환자들만 피로의 증상을 겪는 것이 아니었다. 나의 처제 역시 만성라임병으로 고통을 겪었으며, 가장 힘든 순간에 우리 집에서 2년 반을 함께 살았다. 마지막 장에서 그녀의 사례를 접할 수 있을 것이다. 마지막으로 만성피로증후군, 근통성뇌척수염, 바이러스감염 후 피로증후군(롱 코비드 포함), 라임병lyme disease, 섬유근통 및 다양한 증상을 합쳐 '피로 관련 증상'으로 명명하고자 한다. 물론 각각의 증상이 지닌 특징이 있긴 하지만 이들을 하나로 묶을 수 있는 공통적인 요소 역시 존재한다.

## 피로 회복을 위한 12계단

이 책의 핵심은 12계단에 있다. 이를 통해 피로를 해독할 수 있을 뿐만 아니라 회복에 이르는 길을 찾게 될 것이다. 사실 우리는 이미 12계단의 첫 단계에 와 있다. 당신은 스스로 피로를 선택하지 않았다. 피로로 고통받아야 할 이유도 없으며 그것을 원하지도 않는다. 하지만 좋아하든 아니든 그것은 현실이며 이제 우리는 그것을 상대해야만 한다. 자신의 삶을 변화시키고 싶다면 스스로가 변화를 이끌어내야 한다. 그것이 바로 우리가 나아가야 할 첫걸음이다.

## 스텝 1. 책임감을 가져라

내가 말하는 근본적 책임감이란, 내 삶의 모든 영역에서 책임을 지는 것을 의미한다. 당신이 처한 상황을 자책해서는 안 된다. 스스로 변화에 대한 책임을 지지 않는다면 그 책임을 대신 져줄 사람은 아무도 없다. 증상이 더 진행되기 전에 연습을 해보기 바란다.

### # 에너지 회복을 얼마나 간절히 원하는가

다음의 질문에 답하고 목록을 작성한다.

1. 0점에서 10점까지 당신이 나아지기를 원하는 정도는 몇 점인가?
2. 나아지기 위해서 당신이 할 수 있는 모든 것의 목록을 작성한다.
3. 방금 작성한 목록의 활동을 하는 데 하루에 몇 시간을 투자하는가?

## 이 책의 사용법

지금 이 순간 다짐하기 바란다. 어떤 일이 있더라도 이 책을 끝내겠다고 말이다. 지금 당장은 동기가 부족할지라도 이 책을 따라가다 보면 변화를 느끼게 될 것이다. 하고 싶다는 의욕은 있지만 어디서부터 시작해야 할지 몰라도 변화를 체험하게 될 것이다. 파트 1에서는 피로가 무엇인지 이해하는 데 많은 시간을 할애할 것이다. 그 원인이 무엇이며 주류의학의 한계가 무엇인지 살펴볼 것이다. 파트 2에서는 당신의 피로를 해독하는 데 시간을 들일 것이며 파트 3에서는 회복을 위한 계획을 수립할 것이다.

때로는 파트 2나 3으로 바로 가고 싶은 생각이 들 수도 있다. 하지만 순서대로 따를 것을 추천한다. 기술적인 설명은 결정적으로 중요한 정보가 아니기에 별도로 묶었으며 이 부분은 건너뛰어도 좋다.

마지막으로 이 책과 함께 활용할 수 있도록 무료 온라인 코스를 개설했다. 이 책에 수록된 사례 연구에 등장하는 많은 이들의 비디오 인터뷰가 담겨 있으며 다양한 퀴즈와 질문도 준비되어 있다. 또 식습관의 변화에 필요한 조리 방법도 제시되어 있다.

이제 복잡하면서도 대단히 흥미로운 이 증상의 역사 속으로 들어가보자.

CHAPTER 2

# 피로를 주류의학으로 설명하기 힘든 이유

2월의 추운 아침 나는 근 1달 만에 학교에 갔다. 친구들과 함께 새 학기를 시작했지만 불과 일주일 만에 또 다른 심각한 만성피로를 경험하게 됐다. 상태가 좋은 날에도 학교에서 몇 시간밖에 보낼 수 없었는데, 어느 날 오후 보충수업까지 하다 무리한 나머지 1달을 앓아누운 적도 있었다. 경제학 수업을 기다리며 교실에 앉아 있는데 외로움이 몰려들었다. 예전에는 다른 사람들의 이런 외로움을 전혀 이해하지 못했다. 그 당시 나는 겉으로는 씩씩한 척했지만 가벼운 대화거리를 찾는 것조차 쉽지 않았다.

나는 이 학교를 다닌 지 6개월밖에 되지 않았고 아파서 수업을 많이 빠졌기 때문에 아는 사람도 거의 없었다. 어느 날 한 반 친구가 내게 그동안 어디에 갔었느냐고 물었다. 나는 만성피로증후군을 앓고 있으며 상태가 안 좋아서 집에서 쉬고 있었다고 대답했다. 나는 지금도 그 친구가 했던 말을 생생하게 기억한다. "넌 정말 운이 좋구나. 완전 꿀인데? 난 일주일만이라도 침대에서 뒹굴대면서 아무것도 안 했으면 좋겠어."

나는 그 친구가 일부러 그런 말을 한 것은 아니라고 생각한다. 하지만 내게 엄청난 충격을 안겨줬다. 다른 사람들이 나를 이해해주길 바랐던 바람은 처참히 무너졌고 더욱더 나만의 세계로 침잠해버렸다.

## 로열프리병

많은 사람들과 20여 년간 일하면서 알게 된 사실은, 이것이 나만의 경험은 아니라는 것이다. 사실 피로에 따르는 고통 중 가장 힘든 부분은 다른 사람들의 섣부른 판단과 비판적인 시선이다. 근통성뇌척수염, 만성피로증후군, 섬유근통 같은 피로와 관련된 증상은 '의학적으로 설명할 수 없는 질병'으로 분류된다. 이 말은 '주류의학'으로는 피로를 설명할 수 없다는 것을 의미한다.[4,5] 보다 정확하게 설명하면, '주류의학의 관점으로는 의학적으로 설명할 수 없는 질병'을 의미한다.

왜 주류의학은 피로로 고통받는 이들에게 해답을 제공하지 못하는 것일까? 이 질문을 이해하는 것이야말로 당신의 피로를 해독하는 모든 노력의 기초가 될 것이다. 따라서 시간을 갖고 이에 대한 대답을 찾아보자. 그러기 위해서는 1950년대 영국으로 시간을 거슬러 올라갈 필요가 있다. 1955년

7월에서 11월 사이, 런던의 로열프리병원의 직원 292명은 가벼운 미열과 임파선 부종, 심한 두통과 피로에 이르는 다양한 증상을 보였다.

그중 255명은 병원에 입원했으며, 10월에는 이 질병이 퍼지는 것을 막기 위해 임시로 병원을 폐쇄했다. 입원 환자 중 상당수가 장기간에 걸쳐 증상이 완화됐다 악화되는 과정을 반복했으며 증상이 매우 심각한 경우도 있었다. 그런데 상당한 의학적 조사와 연구가 진행됐음에도 불구하고 발병 원인을 찾아낼 수 없었다.[6] 이 사건 이후 멜빈 램시 박사는 이 질병을 근통성뇌척수염으로 명명했는데, 이는 근통성myalgic(근육 통증), 뇌encephalo, 척수myel, 염itis(염증)을 의미하며,[7~9] 환자들이 경험한 두통과 다양한 통증, 척수 염증 등을 반영한 것이었다.

그러나 근통성뇌척수염 또는 로열프리병Royal Free Disease에 대한 특별한 의학적 설명이 없었기 때문에 집단 히스테리일 수도 있다는 가설이 대두됐고, 오늘날까지도 일각에서는 신체적 원인이 없는 의학적 집단 히스테리의 사례로 부르기도 한다.

## 세균설의 맹점

왜 주류의학이 로열프리병에 대한 해답을 내놓지 못했는지 이해하기 위해서는 과거로 돌아가서 주류의학의 핵심적 믿음인 세균설germ theory이 어떻게 형성됐는지 살펴볼 필요가 있다. 루이 파스퇴르는 19세기 프랑스의 화학자이자 미생물학자로 의학미생물학 분야에 대한 그의 공헌은 필적할 만한 상대가 없다. 그는 백신의 원리 및 미생물 발효법 그리고 그의 이름을 딴 식품가공법인 저온살균법 등을 발견했다. 하지만 파스퇴르의 가장 큰 학문적 업적은 세균설을 발전시키고 보편화시킨 것이다.

세균설의 핵심 내용은 병원균 또는 '세균'으로 알려진 미생물이 몸속에서 확산됨으로써 질병을 유발한다는 것이다.[10,11] 쉽게 말해 흔한 감기에서 패혈증에 이르기까지 질병은 외부의 물질이 신체를 감염시킴으로써 발생하는 결과라는 것이다. 그런데 파스퇴르의 세균설은 기본적으로 틀린 것은 아니었지만 불완전한 것이었다. 세균설의 문제점은 과도하게 단순화된 모델로 질병에 대한 하나의 원인과 하나의 측정 테스트 그리고 그것을 치료할 하나의 약물 또는 예방을 위한 하나의 백신을 추구한다는 데 있다.

급성질환에 대해서는 그러한 접근법이 크게 문제되지 않는다. 하지만 다양한 양상을 띠는 만성질환을 이해하는 데는 큰 문제가 된다. 피로는 복잡한 증상으로 각기 다른 하위집단, 단계 및 체계를 가지고 있으며 환자별로 고유한 특징을 보인다. 세균설을 피로에 적용하는 것은 모든 단계에서 실패하고 말았다. 수많은 연구에도 불구하고 단 하나의 병원균을 찾는 데 실패했으며 생물지표 테스트 및 약물 형태에 의한 단일한 치료법 역시 찾지 못했다.[12~15]

'롱 코비드(코로나19 감염 후 3~6개월간 지속되는 피로 증상)'와 같이 비교적 분명한 증상도 왜 어떤 사람은 수개월 만에 회복하는 데 비해 어떤 사람은 그렇지 않은지에 대한 의문은 여전히 남아 있다. 세균설을 피로에 적용하는 것은 효과가 없을 뿐 아니라 그로 인해 연구 및 치료법 역시 제대로 이뤄질 수 없었다. 그런데 그보다 더욱 심각한 문제는 생물지표를 찾을

수 없다는 이유로 피로의 원인을 '마음의 문제'로 결론지은 것이다.[16~18]

## 주류의학의 오만함

역사적으로 피로에 관한 의학적 관점은 다음과 같다. '당신의 증상에서는 어떠한 의학적 문제도 찾을 수 없다. 따라서 당신에게는 아무런 문제가 없다.' 그런데 이러한 진술을 피로 환자의 관점에서 생각해보면 정말 오만하기 짝이 없다. 이러한 진술의 저변에 깔린 추정은 주류의학이 인간의 신체에 대한 모든 것을 알고 있다는 것이다. 따라서 어떠한 문제도 찾을 수 없으니 당신한테는 아무런 문제가 없다는 것이다. 사실 로열프리병이 확산된 이후 수십 년간 피로에 관한 제한적 연구비는 정신의학계로 투입됐고 피로 환자들의 '잘못된 생각'을 이해하는 데 집중했다.

고통받고 지칠 대로 지친 피로 환자 공동체의 집요한 연구가 아니었다면 피로의 본질을 이해하는 데 있어 여전히 중세의 암흑기에 머물러 있었을지도 모른다. 지난 수십 년간 끊임없이 캠페인을 벌인 덕분에 이러한 만성 질병의 타당성이 기존의 의료계에 의해 인정받을 수 있었다. 미국 질병통제예방센터의 가이드라인에서는, '근통성뇌척수염/만성피로증후군은 심각한 장기적 질병으로 많은 신체기관에 영향을 미친다'고 정의했다.[19]

이처럼 크나큰 진전이 있었지만 불행히도 주류의학의 오만함을 개선하는 데는 미흡했다. 피로에 대한 일반적인 의학적 견해는 '당신에게서 아무런 문제를 찾을 수 없기에 당신에게는 아무런 문제가 없다'에서 '당신에게 분명 어떤 문제가 있지만 우리는 아무런 해답을 줄 수 없으므로 당신의 문제는 해답이 없다'로 바뀌는 데 그쳤다. 물론 주류의학은 매일 수많은 목숨을 구하고 있다. 코로나19에 대한 의료계의 놀라운 역할만 봐도 이를 잘 알 수 있다.

나는 주류의학을 반대하는 것이 아니다. 단지 오만과 편협한 생각을 반대하는 것이다. 불행히도 이러한 경향은 주류 및 비주류 의학계 전체에 팽배해 있다. 사실 많은 의사들이 자신이 이해하지 못하는 만성질환 환자들을 진료하는 것을 두려워한다.[20, 21] 의사들이 의학을 선택한 이유는 아픈 사람들을 돕기 위해서다. 수년간의 고된 신체적, 정서적, 심적 훈련을 거친 그들이 고통받는 환자 앞에서 아무것도 할 수 없는 의사가 되고 싶겠는가. 많은 피로 환자들이 일반의에게서 느끼는 냉랭함과 냉소적인 태도는 의사들의 배려심이 부족해서가 아니다. 오히려 의사 자신의 무능함을 회피하기 위한 자기방어의 전략에 가깝다.

## 의학의 새로운 패러다임

피로를 치료함에 있어 주류의학의 접근법이 지니는 근본적인 문제점을 고려해볼 때 왜 피로 환자들이 피로를 해독하고 해답을 찾는 데 있어 그토록 어려움을 겪는지 이해할 수 있을 것이다. 하지만 늘 그렇듯 문제가 있는 곳에는 기회가 있으며 지난 수십 년간 해답을 찾아온 많은 선구자들이 있었다. 최근에는 '대체의학' 또는 '보완의학'이라는 용어가 유행이지만 개인적으로 둘 다 좋아하진 않는다. 나는 이들 용어가 비주류의학이 주류의학보다 못하며 부차적이라는 것을 암시한다고 생각한다. 그래서 나는 통합의학이라는 용어를 선호한다.[23,24]

왜냐하면 전체론적 접근법이야말로 치유의 여정에 도움이 되는 모든 것을 통합할 수 있기 때문이다. 가장 최근에는 기능적 의학이라는 개념이 주목받고 있는데,[25] 이 개념이야말로 우리 클리닉에서 적용하는 접근법의 핵심을 잘 담고 있다고 생각한다. 기능적 의학은 질병의 기저에 깔린 원인을 분석하고 이해하는 데 도움이 되는 체계 중심의 의학적 접근법을 이용한다. 쉽게 설명해 기능적 의학은 단순히 증상을 치료하는 대신 피로의 근본 원인을 들여다보는 것이다.

## 피로의 정의

사전에 따르면 피로는 다음과 같이 정의된다. 피로란, 신체적 또는 정신적 활동 후 또는 질병으로 인해 발생하는 극심한 탈진 상태 또는 힘이 없는 상태를 말한다. 하지만 이러한 정의가 얼마나 도움이 되는지는 미지수다. 만약 당신의 정신적 또는 신체적 활동 수준이 지나치게 과도하다면 당신은 피로를 해독할 필요가 없으며 그 치유책은 간단하다. 보다 균형 잡힌 삶을 영위하면 된다. 그런데 실상은 당신의 활동 수준이 정상임에도 불구하고 여전히 피로를 경험한다는 것이다. 여기에서 진정한 의문이 발생한다.

어쩌면 당신이 하루를 지탱할 만한 충분한 에너지를 만들지 못하기 때문인지도 모른다. 더 이상 오후의 피로를 커피 한잔으로 이겨내기 힘든 것이다. 어쩌면 수년간 심각한 피로를 느꼈을 수도 있고, 정상적 기능의 국면과 피로의 국면을 왔다 갔다 하면서 당신의 에너지 수준이 종잡을 수 없는 상태일지도 모른다. 뭐가 됐든 당신이 겪는 증상은 현대 의학의 미스터리가 아니다. 당신이 이 책을 다 읽을 즈음에는 최소한 일부분이라도 그 미스터리를 풀 수 있기를 바란다.

## 피로의 진단

이제 12계단의 두 번째 계단으로 넘어가자.

---

### 스텝 2. 정확한 진단을 받아라

---

피로는 단지 증상일 뿐이며 그 자체로 질병이 아니다. 당신의 피로를 해독해야 하는 이유는 피로의 진단이 자가 진단이든 의학적 진단이든 궁극적으로 잘못된 진단이기 때문이다. 이 점을 제대로 이해하기 위해서는 피로와 관련된 질병을 진단하는 과정을 자세히 살펴볼 필요가 있다. 피로는 특정 신체 부위의 부상, 특정 병원체 또는 불균형을 초래하는 특정 생체표지자Biomarker에 대한 진단이 아니다. 피로의 진단은 만성이든 아니든 간에

배제 진단이다. 즉 알려진 원인이 없음에 대한 진단이다.

### 진단 과정

피로에 대한 진단은 다음과 같은 과정을 거친다.

1. 일차적으로 피로감 때문에 내원하되, 이외에 근육통, 어지럼증, 수면장애 등이 있을 수 있다.
2. 의사가 증상과 병력 등을 살펴보고 적혈구 수치, 철분 및 페리틴 수치 등의 기본 지표, 적혈구침강속도ESR나 C반응단백CRP 등의 감염 지표, 간, 신장, 갑상샘의 기능을 알아보기 위해 피검사, 당뇨검사, 소아지방변증 검사 등을 지시한다. 여기에 비타민D 수치 검사, 뼈 프로파일 검사(뼛속의 단백질, 미네랄, 엔자임 분석 – 옮긴이), 선열 제외 진단 검사 등도 포함하면 이상적이다.
3. 의사가 당신이 겪고 있는 피로를 설명해줄 수 있는 다른 이상 여부를 살펴본다. 이런 조사의 목적은 자가면역질환, 갑상샘, 심장, 뇌하수체 질환, 수면장애, 신경퇴행성 질환, 당뇨, 암 등 다른 질병을 배제하기 위한 것이다.[28]
4. 모든 검사 결과가 정상으로 나오면 의사는 후속 검사를 실시한다. 경우에 따라 상급 의료기관의 전문의에게 진단을 의뢰할 수 있으며, 이를 통해 다른 진단이 내려질 수도 있다.
5. 모든 지표가 정상으로 나오거나, 전문의의 진단으로도 피로의 원인을 알아낼 수 없다면 만성피로증후군, 근통성뇌척수염, 바이러스감염후 피로

증후군 같은 '피로 관련 증상'이라는 진단을 받게 된다.[29, 30]

이 같은 진단 과정에서 주의해야 하는 매우 중요한 사실이 있다. 만성이든 아니든 피로로 고통받고 있다면 믿을 만한 전문 의료인을 통해 정확한 진단을 받는 것이 매우 중요하다. 주류의학을 통해 밝혀낼 수 있는 피로의 원인은 매우 다양하며,[28, 31, 32] 만약 피로가 이러한 원인에 의한 것이라면 빠른 치료에 생사가 달려 있다고 해도 과언이 아니다. 이를 위해 먼저 전문 의료인을 통한 진단 과정을 반드시 거쳐야 한다.

전문 의료인의 진단을 받고 의학적 진단 과정을 마쳤음에도 불구하고 피로를 해독할 수 없다면 당신의 증상 기저에 목숨을 위협할 만한 질병은 없다는 걸로 받아들이기 쉽다. 하지만 이는 잘못된 생각이다. 만성피로증후군이라는 진단은 말 그대로 당신의 피로가 '만성적' 또는 현재진행형이라는 것을 의미하기 때문이다.

증후군이라는 단어는 공식적인 진단이라는 인상을 주지만 실상은 당신의 증상에 대해 별다른 설명을 해주지 않는다. 게다가 만성피로의 정의, 진단 및 치료에 대해서는 많은 의견 차이가 있다.[33] 당신의 증상에 대한 명칭이 있다는 것은 다행스러운 일이지만 치유에 도움이 되는 부분은 별로 없다. 바이러스감염후 피로증후군, 근통성뇌척수염, 섬유근통 등의 진단 역시 마찬가지로 크게 도움이 되는 것은 아니다.

참고로, 섬유근통 역시 많은 논란이 있어온 증상이며[33, 34] 추가적인 통증을 제외하면 전형적인 피로 증상의 하나다. 라임병 및 동시 감염coinfections은 또 어떨까? 챕터 11에서 자세히 살펴보겠지만 이 질병들이 유용한 진단에

한 걸음 더 가까워진 것은 사실이다. 하지만 많은 만성라임병 환자들이 경험했듯이 전형적인 세균설에 의한 치료법은 그리 효과적이지 않다.[35~39] 여전히 다기관적 접근이 필요하며 라임병에 대한 면역체계 그 이상을 고려해야 한다. 이처럼 확실한 의학적 진단을 넘어서는 일은 불편할 수도 있지만 동시에 큰 힘이 될 수도 있다.

당신이 반드시 알아둬야 할 것이 있다. 바로 피로에 관한 정확한 생화학적 과정이다. 세포 수준에서 실제로 어떤 일이 발생하고 있는지에 대한 질문에 아주 세부적이고 특정한 대답을 얻을 수 있다면 아마 적잖이 놀랄 것이다. 사실 당신의 피로는 의학적으로 설명할 수 없는 것과는 거리가 멀다. 왜냐하면 매우 잘 설명되는 생화학적 과정이 피로를 유발하고 있기 때문이다.

CHAPTER 3

# 인체의 에너지 생성 과정

2005년 가을의 어느 날 막 퇴근을 하고 집으로 돌아가려는 참이었다. 당시 옵티멈헬스클리닉은 런던의 할리스트리트에 위치한 건물 지하에 있었다. 단칸방에서 처음 시작한 것에 비하면 큰 도약이었다. 컴퓨터를 끄고 퇴근 준비를 하는데 동업자인 니키 그라트릭스가 사무실로 들어왔다. 그녀는 엄청나게 흥분한 눈빛이었고, 나는 빠른 퇴근은 물 건너갔다는 것을 직감했다.

"내가 오늘 무엇을 읽었는지 상상도 못할 거예요."

내가 니키에 대해 가장 좋아하는 점은 배움에 대한 끝없는 열정과 호기심이었다.

"이건 내가 지금껏 본 피로에 관한 연구 중 가장 중요한 발견이에요. 이것으로 모든 게 바뀔 거예요."

나는 심호흡을 하고 말했다.

"좋아요, 한번 들어봅시다. 그게 뭐죠?"

"자, 피로의 가장 큰 수수께끼가 뭐였죠?"

니키가 호기심 가득한 얼굴로 물었다. 나는 순간 가벼운 농담으로 맞받아치고 싶은 충동을 느꼈다.

"글쎄요, 왜 피곤이라는 것은 사람을 정말 피곤하게 만드는 것일까요?"

순간 그 농담이 적절치 않아 보였다. 그래서 진지하게 되물었다.

"잘 모르겠네요. 뭐죠?"

"운동후 권태감이죠. 왜 피로 환자에게는 무언가를 할 수 있는 에너지가 있다 갑자기 전부 소진돼버리는 걸까요?"

니키의 말은 나의 호기심에 불꽃을 일으켰다. 정말 일리가 있었다. 피로 환자는 처음부터 에너지 수준이 낮다는 사실을 감안하더라도 무언가를 할 수 있었다가 아무런 이유 없이 에너지가 완전히 소진되는 현상은 이해가 되지 않았다. 운동후 권태감post-exertional malaise, PEM으로 알려진 이러한 증상은 만성피로 증상 가운데 가장 알 수 없는 것일 뿐 아니라 환자들에게 가장 고통스러우면서도 크나큰 좌절감을 안겨준다.

"관심이 가는 것은 인정해요. 왜 그런 현상이 발생하는지 설명할 수 있고 그에 대한 해결책을 제시할 수 있다면 그때는 정말 인정할게요."

니키는 1시간여에 걸쳐 아데노신 3인산adenosine triphosphate, ATP 및 미토콘드리아 기능에 관한 놀라운 연구 결과에 대해 차분하게 설명했다.[40] 사상 처음으로 누군가 내게 낮은 에너지의 실제적인 메커니즘뿐 아니라 왜 피로 환자들이 갑자기 에너지 소진을 경험하게 되는지 설명해준 사건이었다.

## 에너지란 무엇인가

만약 피로가 에너지 결핍이라면 과연 에너지란 무엇인가? 우리가 피로를 느낄 때 공급 부족을 보이는 이 수수께끼의 화폐는 과연 무엇일까? 먼저 화폐란, 재화의 이동을 가능케 하는 교환수단이다. 우리 몸의 에너지 화폐는 아데노신 3인산으로 에너지가 충전된 분자다. 아데노신 3인산은 에너지를 필요로 하는 우리 몸의 대부분의 기능을 수행하는 데 필요한 에너지를 공급한다. 또 신경세포의 자극에서 근육세포의 수축까지 뇌, 심장 및 신체기관에 필요한 연료를 공급한다.

궁극적으로 우리 몸이 살아 있도록 에너지를 공급하는 원천이 바로 아데노신 3인산이다. 만약 아데노신 3인산이 우리 몸의 에너지 화폐라면 지구력 훈련을 받은 운동선수들은 휴식 시 더 높은 수준의 아데노신 3인산을 보유하고 운동 시 필요한 아데노신 3인산을 더 잘 생성할 것으로 예상할 수 있다. 실제로도 그렇다. 2018년에 발표된 연구에 따르면, 운동선수들은 통제집단에 비해서 휴식 시 10% 더 많은 아데노신 3인산을 보여줬으며, 운동을 하고 있을 때 유의미하게 증가된 아데노신 3인산 수준을 보여줬다.[41]

나아가 훈련된 선수들은 통제집단에 비해 운동 시 가용한 아데노신 3인산을 100% 더 증가시킬 수 있는 능력이 있었다. 쉽게 말해서 운동선수들이 더 높은 지구력을 보일 수 있는 것은 말 그대로 더 많은 에너지 화폐를 만들기 때문이다.

## 에너지의 원천

아데노신 3인산이 우리 몸의 에너지 화폐라면 또 다른 중요한 질문이 있다. 과연 에너지는 어디에서 생기는가? 몸은 어떠한 과정을 통해 에너지를 생성하는가? 왜 지구력 운동선수들은 에너지가 충분한 데 반해 피로 환자들은 언제라도 에너지 공급이 끊길 것처럼 에너지 사용을 조심해야 할까? 아데노신 3인산은 미토콘드리아라 불리는 세포 속의 특화된 구조 속에서 만들어진다. 아데노신 3인산이 에너지의 화폐라면, 미토콘드리아는 그 화폐를 만드는 에너지 공장이다. 이들이 실제적인 세포의 '동력실'인 셈이다.

거의 모든 살아 있는 세포는 미토콘드리아를 가지고 있으며 어떤 세포는 다른 세포에 비해 미토콘드리아를 더 많이 생성한다. 적혈구세포를 제외하면 우리 몸의 모든 단세포는 고유의 동력실을 가지고 있다. 지방세포는 에너지 축적을 위해 많은 미토콘드리아를 확보하고 있다. 근육세포도 마찬가지인데 에너지 수요에 즉각적으로 반응해야 하기 때문이다.

이쯤에서 이런 생각을 할지도 모르겠다. '피로를 해독하려면 미토콘드리아만 잘 작동시키면 되겠군.' 어떤 의미에서는 그 말도 맞다. 이와 관련해 12계단의 다음 계단으로 넘어가보자.

## 스텝 3. 미토콘드리아의 역할을 이해하라

미토콘드리아는 음식에서 섭취하는 에너지를 세포가 사용할 수 있는 에너지로 변환시키는 것을 돕는다. 이러한 변환이 일어나는 화학적 과정은 상당히 복잡하므로 핵심만 짚고 넘어가기로 한다.

### # 미토콘드리아의 에너지 생성 과정

미토콘드리아의 에너지 생성은 우리가 섭취하는 음식에서 시작된다. 식물은 광합성을 활용해 빛에서 탄수화물의 형태로 에너지를 흡수한다. 인간은 그렇게 축적된 에너지를 소화와 흡수를 통해 획득하는데 직접 식물이나, 식물을 섭취한 동물을 통해 얻는다. 미토콘드리아는 음식에서 얻은 분자와 산소를 결합시킨 뒤 이를 물과 이산화탄소로 변환시키는데, 이때 에너지가 방출된다. 이러한 과정을 유기호흡이라 부른다.

유기호흡을 통해 만들어진 에너지는 에너지 적재 분자인 아데노신 3인산에 저장된다. 아데노신 3인산은 3개의 인산기를 가지고 있는데 이들은 인산 결합에 의해 서로 연결되어 있다(그림 참조). 에너지는 결합을 통해 각 인산기에 저장되는데 이를 통해 필요한 곳으로 전달된다. 제2인산기와 제3인산기의 결합이 깨지면서 에너지가 방출된다. (하나의 인산기를 방출하고) 남아 있는 분자는 아데노신 2인산ADP이 된다.

아데노신 2인산은 미토콘드리아로 옮겨져서 제3인산기를 분자에 더해 주는 화학반응을 통해 아데노신 3인산으로 재충전된다. 이는 'ADP/ATP 재활용'이라 불리는데 새로운 에너지를 생성하는 가장 효율적인 방법이다. 이러한 과정이 어느 한 부분이라도 제대로 작동되지 않을 때 운동후 권태감을 경험하게 된다.

| ATP/ADP 재활용 |

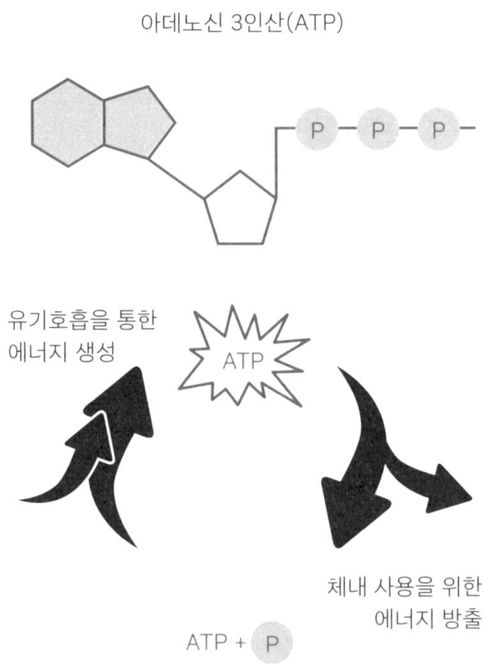

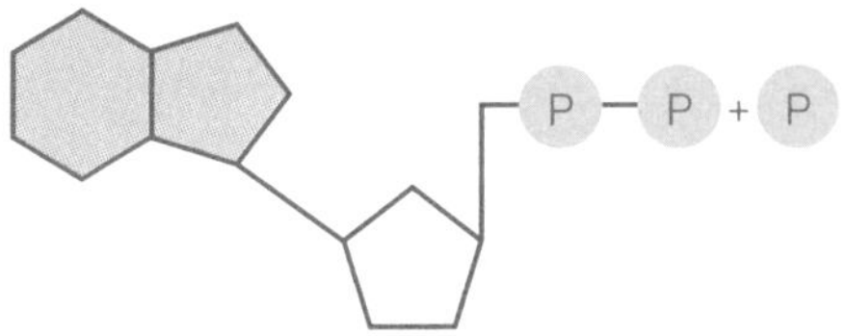


아데노신 2인산(ATP) + 인산염

## 운동후 권태감

니키와의 대화로 다시 돌아가보자. 피로에 관한 가장 곤혹스러운 증상은 운동후 권태감이다. 또한 '지연성 피로 반응delayed fatigue response'이 있는데 이는 며칠이 지나고 나서 피로가 발생하는 현상이다. 건강한 사람이라면 쉬거나 하룻밤 잘 자고 나면 운동을 하기 전의 몸 상태로 돌아가는 게 일반적이다. 하지만 피로 환자들은 그렇지 않다. 만약 당신이 에너지가 부족해서 고생은 하지만 근근이 일상을 보내고 있다고 가정해보자. 그런데 토요일 오후 친구들이 찾아와서 산책을 나가게 됐다.

1~2시간 정도 걸으며 정말 오랜만에 즐거운 시간을 보낸다. 그날 저녁 근육이 당기는 것 같지만 기분 좋게 잠자리에 든다. 걱정했던 것보다 상태가 나쁘지 않아서 안도한다. 일요일 아침 몸이 찌뿌둥하면서 신경계가 조금 과민한 느낌인데 진정시키는 것이 쉽지 않다. 그래도 어제 걸었던 덕분에 에너지가 생겼을 거라 믿어본다. 하지만 월요일 아침에 일어난 당신은 마치 기차에 치인 듯한 느낌이다. 완전히 녹초가 됐다. 일어서는 것만으로

도 머리가 어질어질하고 근육이 아프다. 어쩔 수 없이 병가를 낸다. 며칠 동안 상태가 호전되지 않는다. 완전히 기진맥진한 상태가 지속되다 서서히 조금씩 나아진다.

당신은 혼란스럽다. 왜 며칠 지나서 후유증이 나타나는 것일까? 또 회복하는 데 왜 며칠이 더 필요한 것일까? 이것이 바로 지연성 피로 반응이다. 이는 많은 피로 환자에게서 볼 수 있는 주요 특징이다. 어떤 활동을 했는데 일단은 괜찮아 보인다. 그러다 며칠 후 그 후유증을 겪게 되는데 보통 사람들에게는 이런 현상이 일어나지 않는다.

에너지 용량을 넘어설 때마다 에너지가 완전히 소진되는 현상을 운동후 권태감이라 한다. 운동후 권태감이 만성피로증후군의 요인이라는 사실은 많은 연구를 통해 규명됐다.[42,43] 만성피로증후군을 겪고 있는 48명의 여성을 대상으로 하는 2010년의 연구에 따르면, 참가자의 60%가 운동이나 힘든 일을 하고 나서 상태가 다시 나아지기까지 5일 정도가 걸린다고 답했다.[44] 그런데 운동후 권태감을 유발하는 것은 운동만이 아니다.[45] 신체적, 심리적,[46,47]정서적,[48] 인지적,[49,50]감각적, 환경적 요인도 원인이 될 수 있다.[45,51]

그렇다면 미토콘드리아의 기능과 아데노신 3인산, 운동후 권태감은 어떤 상관관계가 있을까? 그것은 전적으로 아데노신 3인산이 미토콘드리아 속에서 어떻게 생성되는가에 달려 있다.

### # 아데노신 3인산의 재활용과 운동후 권태감

각각의 미토콘드리아는 아무것도 없는 상태에서[36~48] 아데노신 3인산(에너지의 단위)을 생산한다. 이는 긴 생화학적 과정인데, 이틀 정도 소요된다. 에너지(아데노신 3인산) 생성이 필요한 경우는 대부분 운동과 같은 세포 활동을 위해 에너지를 사용해야 할 때다. 이런 이유로 아무것도 없는 상태에서 에너지를 새로 생성하기보다는 이미 생산된 아데노신 2인산을 재활용하는 지름길을 선택하게 된다. 이러한 과정을 산화적 인산화라고 하는데, 10초 정도가 소요된다. 우리가 필요한 에너지 수요의 60% 정도가 이러한 방식으로 조달된다.

우리 몸의 필요에 따라 산화적 인산화가 잘 이뤄지고 미토콘드리아가 정상적으로 기능을 수행하면 더욱 효율적으로 더 많은 에너지를 생산하도록 신체를 훈련시킬 수 있다. 몸을 지나치게 혹사하지 않는 한, 더 많은 훈련을 시킬수록 산화적 인산화 과정이 활발하게 이뤄지고 더 많은 미토콘드리아를 생성할 수 있다. 지구력 훈련을 받는 운동선수를 떠올리면 이해가 쉬울 것이다.

그런데 어떤 상황에서는 이러한 재활용이 충분히 재빨리 이뤄지지 않는다. 2개의 아데노신 2인산이 결합해 하나의 아데노신 3인산 및 하나의 아데노신 1인산AMP을 형성할 수 있으며 소량의 에너지만 방출하게 된다. 근육에서 아데노신 1인산은 다시 이노신 1인산inosine monophosphate, IMP으로 분해될 수 있으며, 이는 소변을 통해 배출된다. 아데노신 1인산에서 아데노신 3인산을 생성하는 것은 더디게 진행되고 에너지 소모가 많은 과정으로 재충전을 위해서는 수일이 걸릴 수 있다. 특히 아데노신 1인산이 고갈됐을 때는 더욱 그렇다.

쉽게 설명하면, 피로의 원인은 비효율적인 아데노신 3인산의 재활용으로 볼 수 있다. 우리가 수용 능력 이상으로 자신을 다그치면 아데노신 2인산이 아데노신 1인산으로 전환되는데, 이는 훨씬 느리게 재활용될 수 있다. 새로운 재료에서 신선한 아데노신 3인산을 생성하는 데는 다시 수일이 소요된다.

요컨대, 피로는 적절한 수준의 에너지가 생성될 수 있는 충분한 아데노신 3인산 또는 아데노신 2인산을 확보하지 못한 결과인 셈이다.

중요한 사실은 당신의 피로는 진짜라는 것이다. 당신의 몸 안에서 분명하고 구체적인 대사 과정이 제대로 이뤄지지 않고 있다. 우리는 그것을 테스트할 수 있다.

## 미토콘드리아 기능 검사

니키의 대단한 발견 이후 우리는 더욱 흥분되는 소식을 들었다. 영국의 한 연구소에서 피로 환자들의 미토콘드리아 기능을 검사하는 방법을 연구 중이라는 소식이었다. 존 맥라렌 하워드 박사와 피로 환자를 위한 기능의학의 선구자인 영국의 새러 마이힐 박사가 공동 연구를 진행했고 정말 놀라운 피검사 방법을 개발했다.[52,53] 이 검사법을 통해 환자의 미토콘드리아가 에너지를 얼마나 효율적으로 생산하는지 측정할 뿐 아니라 미토콘드리아의 유독성 및 폐색과 관련된 문제를 살펴볼 수 있었다.

미토콘드리아 기능 검사는 에너지를 생성하는 복잡한 과정을 일련의 논리적 단계와 생리학적 질문으로 나눌 수 있게 해준다. 뿐만 아니라 이 검사법으로 인해 수년에 걸쳐 수많은 검사를 실시함으로써 환자들의 상태와 증상을 보다 더 잘 이해할 수 있게 됐다. 무엇보다 환자 입장에서는 피로에 대한 생리학적 설명을 처음으로 접하는 계기가 됐다.

## 미토콘드리아에 연료 공급하기

우리는 미토콘드리아 기능이 약화된 환자들에게 원료를 보충하기 시작했다. 코엔자임 Q10, D-리보스, 마그네슘, L-카르니틴[54,55] 등의 보충제를 세심하게 계산해서 환자들에게 복용시킨 후 결과를 지켜봤다. 어떤 경우에는 기적과도 같은 효과가 있었다.

수년간 피로로 고생했던 사람 중 일부는 누군가 몸에 파워 코드를 꽂은 듯한 느낌을 받았다고 말했다. 그동안 피로를 떨쳐내기 위해 온갖 방법을 시도해봤지만 별다른 소득이 없었던 환자들은 증상에 대한 설명은 물론 검사도 받고 치유를 위한 효과적인 방법도 알아냈으니 최상의 세균설을 발견한 듯한 심정이었다. 그런데 이 방법은 일부 환자들한테만 효과가 있었다. 단순히 미토콘드리아에 연료를 공급하는 것은 고장 난 엔진에 더 많은 연료를 쏟아붓는 것과 비슷했다.

어떤 환자들은 더 많은 에너지의 생성을 통해 이전 생활로 돌아갔다가 다시 추락하기도 했다. 또 다른 환자의 경우, 에너지는 많이 생겼지만 불면증이라는 다른 증상이 발생하기도 했다. 우리 클리닉은 이러한 문제를 해결하기 위해 보충제의 복용량을 조정하는 과정에서 중요한 사실을 깨달았다. 많은 경우, 미토콘드리아를 직접적으로 다루더라도 피로가 치유되지 않는다는 것이다.

미토콘드리아의 기능 부전은 보다 근원적인 기능적 결핍과 과부하가 생김으로써 발생하는 경우가 많았다. 뿐만 아니라 미토콘드리아의 기능에 영향을 미치는 요소는 매우 다양하며 이 요소들을 조화롭게 해결해야 치유가 가능했다.

CHAPTER 4

# 생각과 감정이 피로에 미치는 영향

30대 중반의 닉은 졸업 후 경찰이 됐다. 그는 자신의 직업에 만족하며 최선을 다해 일했다. 그는 최근에 정말 힘들고 어려운 잠입수사를 진행했는데, 이 업무를 시작한 지 몇 달 되지 않아 상관이 뇌졸중으로 쓰러졌다. 또한 동료가 작전 중에 사망했으며 그의 파트너는 중압감에서 비롯된 정신적 질환을 진단받았다. 하지만 닉은 자신이 겪었던 스트레스를 '일이 바쁜' 정도로 취급했다. 그는 자고로 경찰은 한번 시작하면 끝까지 해내며 흔들리지 않는 모습을 보여야 한다고 말했다.

하지만 닉은 잠입수사를 진행하는 동안 점점 정서적으로 지쳐갔다. 동료들의 죽음뿐만 아니라 작전에 따른 긴장과 위험성 때문이었다. 과업을 수행하는 동안은 별다른 문제가 없어 보였지만 작전이 끝나고 나서 1달도 채 되지 않아 닉은 피로 증상과 근육통을 보이기 시작했다. 그의 증상은 점점 악화됐고 결국 일을 그만뒀다. 그는 근통성뇌척수염/만성피로증후군 진단을 받았다.

닉은 우연히 나의 첫 번째 책《왜 내게? 근통성뇌척수염에서 건강과 행복으로의 여정Why Me? My Journey From ME to Health and Happiness》(국내 미출간)을 접하고 나서 우리 클리닉을 찾아왔다. 그는 나와 함께 심리적 측면에서 치료를 받았고 영양치료사와 함께 신체적 치료를 받았다. 그는 나아질 수 있다는 신념과 각오는 대단했지만 생각과 감정이 신체에 영향을 미칠 수 있다는 주장에 대해서는 회의적이라고 솔직하게 말했다. 나와의 첫 상담을 마치고 집으로 가는 기차 안에서 닉은 이런 진료가 시간 낭비라고 생각했다.

"그때는 마음을 열지 않았어요. 어떠한 조언도 받아들일 준비가 안 됐던 것 같아요. 아프면 약을 먹어야 낫는다고 믿었어요. 그래서 약을 원했죠. 의사가 '이 약을 먹으면 월요일쯤에는 괜찮아질 거예요'라고 말해주기를 바랐죠."

닉은 영양치료사의 조언을 그대로 받아들였고 이는 그의 에너지 수준에 즉각적인 영향을 미치는 결과로 이어졌다. 그는 심리치료에 회의적이었지만 며칠 후 나와 심리상담을 진행했다. 그는 이렇게 말했다.

"불과 몇 년 전만 해도 마음과 몸이 관련이 있다는 생각은 전혀 하지 않았어요. 하지만 많은 변화가 있었어요. 외적인 면보다는 내적인 변화가 컸죠. 우리는 치료가 이뤄질 수 있는 외적인 것은 물론 내적인 환경도 조성해야 해요."

닉은 완전히 회복했고 경찰 업무에 복귀했으며 지금도 현직에서 일하고 있다. '결코 쓰러지지 않는 강철 같은 경찰'인 닉이 생각과 감정의 중요성을 이해하고 치유에 성공했듯 당신도 그렇게 할 수 있다.

## 심리치료의 역할

수많은 만성질환에는 받아들이기 쉽지 않은 진실이 숨어 있다. 우리가 그것을 받아들이든 받아들이지 않든 심리치료는 치유에 있어 매우 중요한 역할을 한다. 심리치료를 받다 보면 자신한테 아무런 문제가 없음에도 불구하고 스스로 엄청난 고통을 만들어내기라도 한 듯 추궁당하는 기분을 느끼기도 한다. 하지만 잠시 내 말에 귀를 기울이길 바란다.

심리치료가 중요한 이유는 피로가 '생각 속에서' 기인하기 때문은 아니다. 사실 그 반대다. 피로는 신체적 현상이다. 사람들은 어떤 것이 '마음속에' 있다고 하면 그것이 진짜(실재)가 아니라고 생각하는 경향이 있다. 이것의 대표적인 예가 환지통phantom limb pain이다. 사고로 사지를 잃은 사람은 절단된 사지가 계속 존재하는 것처럼 그 부위에서 지속적인 통증을 느낀다고 한다. 통증은 진짜이지만 그것이 신체가 아니라 (무의식적이지만) 마음속에 있는 것이다.

하지만 피로의 경우는 다르다. 사람들은 어떤 것이 마음속에 있다고 할 때 동기 부족, 쉽게 설명하면 일종의 우울증이라고 생각한다. 그래서 동기를 부여하거나 뭔가 신나는 일을 하게 되면 증상이 사라질 거라고 기대한

다. 하지만 그렇게 간단한 문제가 아니다. 우울증은 실재하는 매우 힘든 증상이지만, 우울증의 기본적 생화학 및 치료법은 피로와 매우 다르다.[56~58]

우울증 환자는 침대로 기어 올라가 세상으로부터 숨고 싶어 한다. 피로 환자는 침대 밖으로 나와 세상 속으로 들어가고 싶지만 그럴 만한 에너지가 없다. 따라서 피로를 우울증으로 잘못 진단하는 것은 중대한 잘못이다. 우울증에 관한 연구에 따르면, 운동과 적정 수준의 사회적 상호작용은 우울증에 도움이 되지만[59~62] 피로의 경우는 그 반대다.[63~66] 피로에 의해 우울증을 겪게 되는 경우도 있지만 이때도 우울감이 피로의 증상이지[67] 원인은 아니다.

## 마인드-보디의학의 기원*

마음이 몸에 영향을 미친다는 사실은 논란의 여지가 없다. 좋아하는 음식을 기다리면 침이 나오듯 생각이 신체에 변화를 가져온다는 점은 부정할 수 없다. 우리의 몸과 마음이 얼마나 강력하게 연결되어 있는지에 대한 연구는 이제 막 시작됐다고 할 수 있다.

1986년 제니스 키콜트 글레이저 박사의 연구팀이 발표한 자료를 보면, 스트레스가 면역체계에 미치는 영향을 잘 알 수 있다.[68] 연구팀은 34명의 의대생을 대상으로 시험 1달 전과 시험 당일에 각각 혈액 샘플을 채취했

* 마인드-보디의학mind-body medicine은 심신의학psychosomatic medicine과 구별됨 – 옮긴이

다. 시험 당일에는 여러 수치에서 유의미한 감소가 있었는데, 감염을 억제하고 없애는 역할을 수행하는 자연살해세포의 활동이 저하됐다. 스트레스가 감염을 억제하는 활동을 감소시킴으로써 병에 걸릴 위험이 증가하는 것이다.

2011년에 발표된 또 다른 연구는 수년간 이뤄진 다수의 연구 자료를 분석한 것인데, 상처 치유에 대한 심리적 스트레스의 영향을 알 수 있다.[69] 연구에 의하면, 심리적 스트레스는 상처 치유에 대해 임상적으로 유의미하면서도 상당한 영향을 미친다. 이 연구는 상처 치유에 대한 스트레스의 영향을 측정한 다양한 사례를 소개했다. 그중에서도 가장 흥미로운 것은 1995년에 실시된 첫 번째 연구 결과로, 치매를 앓고 있는 가족의 간병인에 관한 연구다.[70] 간병인이 기억상실, 정서적 혼란, 불안정한 행동 등을 보이는 환자와 함께 생활하면서 느끼는 스트레스는 상당하다. 간병인이 느끼는 스트레스는 불안감 증가, 우울증, 면역조절장애, 심혈관 질환, 사망 위험성 증가 등과 연관이 있었다. 치매 가족을 돌보는 13명의 간병 여성들과 비슷한 인구통계적 특성을 보이는 통제집단 13명의 팔에 3.5mm 펀치 생검으로 상처를 냈다. 연구 결과에 따르면, 간병인들은 통제집단에 비해 상처가 치유되는 데 24%나 더 오래 걸렸다. 다시 말해 스트레스가 신체의 치유력을 둔화시키는 것이다.

## 스트레스가 에너지 생성에 미치는 영향

스트레스가 몸과 마음에 영향을 미친다는 것은 과학적으로도 입증됐다. 그런데 스트레스는 에너지 생성에도 직접적인 영향을 미친다고 한다. 2008년에 클리닉을 찾아온 루이스라는 환자는 싱가포르에서 살고 있었는데 근통성뇌척수염/만성피로증후군 증상이 매우 심각했다. 우리 클리닉에서는 그녀에게 영양팀과 심리팀의 치료를 동시에 진행했다. 우리는 먼저 미토콘드리아 검사를 실시했다. 이를 통해 세포 수준에서 어떻게 에너지의 생성과 재생이 이뤄지는지 살펴보고자 했다.

이 검사를 유일하게 제공하는 연구소가 런던에 있어 샘플을 지구 반대편까지 보내는 일이 만만치 않았다. 그러다 운송 중에 루이스의 샘플이 유실되고 말았다. 상황이 이렇다 보니 그녀는 심리팀과 함께 신경계를 안정시키고 몸의 치유 상태를 배양하는 데 집중했다. 이런저런 이유로 루이스의 검사 키트를 공수해서 샘플을 채취한 후 결과를 분석하기까지 3달이 소요됐다. 그런데 루이스의 처음 샘플에 대한 분석이 이미 끝났고 그 결과만 잘못 배송됐다는 사실이 뒤늦게 밝혀졌다.

우리는 뜻하지 않게 2가지 검사 결과를 받았는데, 두 샘플 간의 중재 요인은 심리치료에 초점을 맞췄는가의 여부였다. 결과는 매우 놀라웠다. 그녀는 오랫동안 고통을 겪어왔는데, 불과 몇 달 만에 미토콘드리아 기능이 괄목할 만큼 향상됐던 것이다. 우연으로 보기는 힘든 결과였다. 그녀의 신경계가 안정됨으로써 미토콘드리아의 기능도 직접적인 영향을 받은 것이다.

## 세포 위험 대응

우리 클리닉에서는 환자의 신경계를 안정시킴으로써 에너지가 변화되는 과정을 꾸준히 관찰할 수 있었다. 하지만 루이스와 같은 사례를 과학적으로 분석하기까지는 10여 년의 세월이 더 필요했다. 우리의 시술이 효과가 있었던 것은 사실이지만 그것을 생물학적으로 밝혀내기까지는 시간이 소요됐기 때문이다. 샌디에이고 캘리포니아 대학의 로버트 나비오 박사는 인간의 신체가 수천 년의 진화 과정을 통해 스트레스 속에서 스스로 생존해 나가는 법을 체득했다는 주제로 연구를 해왔다.

그의 이론은 세포 위험 대응cell danger response, CDR이라 불리는데, 세포들이 지속적인 극심한 스트레스에 어떻게 반응하는지 설명하고 있다.[71,72] 나비오 박사는 "세포 위험 대응은 진화적으로 보존된 대사 반응으로 위험으로부터 세포와 숙주를 보호하는 역할을 한다. 이러한 반응은 세포의 항상성(외부 세계의 조건에도 불구하고 내적인 안정성을 유지하려는 생물학적 체계에 의한 과정) 능력을 초과하는 화학적, 물리적, 생물학적 위협을 접할 때 촉발된다."라고 말했다.

먼저 스트레스가 세포의 에너지 생성에 어떠한 영향을 미치는지 살펴보자. 미토콘드리아는 세포의 에너지 생성을 담당하는 동력실과 같은 역할 외에 위험에 대한 신호를 보내는 일도 한다. 쉽게 설명하면, 신체에서 탄광의 카나리아 역할을 수행하는 것이다. 광부들이 직면하는 다양한 위험 중에는 메탄 및 이산화탄소 같은 가스에 의한 사망도 있다. 이를 피하기 위해 갱도에 카나리아를 먼저 들여보내는데, 갱도 안에 무색무취의 가스가 위험 수준으로 증가하면 카나리아가 먼저 쓰러져 의식을 잃게 되고 이를 본 광부들은 즉시 갱도를 탈출했다.

미토콘드리아 역시 우리 몸에서 똑같은 기능을 수행한다. 이들의 신진대사는 매우 신속하게 진행되기 때문에 가장 먼저 위험이나 독성을 감지한다. 물론 세포 내에서 이들의 주 임무는 에너지를 생성하는 대사작용이지만 세포 밖에서는 전혀 다른 역할을 수행한다. 바로 스트레스 요인이 감지되면 인접한 세포들에게 위험 신호를 보내는 분자 역할을 수행하는 것이다. 이 대목에서 우리는 매우 중요한 사실을 알 수 있다. 세포 위험 대응이 발동되면 미토콘드리아의 최우선적인 역할이 바뀌는데, 가장 먼저 위험 신호를 보내기 위해 에너지 생성을 뒤로 미루게 된다는 것이다.

나비오 박사의 연구 덕분에 루이스와 같은 증상에 대한 설명이 가능해졌고, 신체가 스트레스를 받으면 미토콘드리아가 에너지 생성을 줄임으로써 신체를 보호한다는 사실도 알게 됐다.

신경계를 안정시키면 신체는 치유 상태로 들어가고, 다시 에너지 생성을 최우선으로 수행하게 된다. 쉽게 말해 신체가 안정되면 더 많은 에너지를 얻게 된다는 것이다.

CHAPTER 5

# 피로를 이해하기 위한 새로운 모델

잠시 나의 어릴 적 얘기를 해보려 한다. 8살이었던 나는 상점의 진열대 앞에 서서 나침반을 사려던 참이었다. 그 당시 어머니는 막 재혼을 했다. 새아버지가 걷는 것을 좋아했기에 나는 새아버지를 따라 걷는 것과 관련된 모든 활동을 좋아하게 됐다. 나는 나침반을 사기 위해 몇 달 동안 용돈을 모았다. 내게는 나침반이 가야 할 방향을 알려주는 신비한 도구로 여겨졌다. 집으로 돌아와서 가장 먼저 한 일은 새아버지의 애장품인 지도첩에서 우리 동네의 지도를 꺼내는 것이었다. 나는 동네의 여기저기를 마음껏 돌아다닐 수 있게 됐는데 정확한 지도와 나침반만 있으면 어디든지 찾아갈 수 있었기 때문이다.

그로부터 10여 년이 지나 삼촌과 운명적인 대화를 나눈 직후 그 나침반과 지도가 떠올랐다. 치료를 향한 일생일대의 항해를 앞두고 내게는 지도도 나침반도 없었다. 동기부여와 굳은 각오만으로는 왠지 충분하지 않다는 생각이 들었다. 이 질환을 극복하기 위해서는 무엇보다 지도가 필요했던 것이다.

## 피로 지도 만들기

그로부터 7년간 나는 피로에 대한 나만의 지도를 만드는 데 많은 시간을 할애했다. 그 시간은 고통과 좌절의 시행착오가 거듭되는 힘겨운 과정이었다. 오랜 세월이 지난 지금까지 우리 클리닉에서는 환자 한 명 한 명을 통해 지도의 주요 요소를 확정할 수 있었으며 문제점도 파악할 수 있었다. 매일같이 지도는 진화하고 개선됐다. 물론 피로 지도가 모든 사람의 증상과 맞을 수는 없다. 하지만 흑백 세상에서 총천연색 세상을 본 듯한 경험이었다고 고백하는 환자도 분명히 많았다.

이번 챕터에서는 이러한 피로 지도에 대해 소개하고자 한다. 우리 클리닉에서는 이 지도를 매일 모든 환자에게 적용하는데 이 지도는 크게 두 부분으로 이뤄져 있다. 피로 지도 1은 당신이 어떤 이유로 아프게 됐는지 이해하도록 도와줄 것이며, 피로 지도 2는 치유를 위한 여정의 주요 단계를 이해할 수 있도록 도울 것이다.

### 피로 지도 1. 피로 원인의 이해

먼저 피로 지도 1부터 살펴보자. 당신의 피로는 여러 측면이 있으며 다양한 요인에 의해 영향을 받았을 것이다. 기저에 깔린 유전적 요인도 있을 수 있으며 삶에 대한 태도와 성격도 영향을 미쳤을 것이다. 그동안 겪은 불행한 사건과 트라우마도 피로를 유발했을 것이다. 이처럼 다양한 요인이 신체의 특정 계통에 영향을 미치게 되는데 이를 공식화하면 다음과 같다.

유전적 요인+성격 유형×부담=신체 계통에 대한 영향

이를 좀 더 자세히 이해하기 위해서는 각각의 요소를 살펴볼 필요가 있다.

**| 유전적 요인 |**

"피로가 유전 때문일까요?"

피로는 유전적으로 결정되므로 필연적으로 겪을 수밖에 없을까? 다양한 형태로 발현되는 피로에 대해 유전적 요인이 얼마나 차지하는지에 대해서는 많은 연구가 이뤄지지 않았다. 이는 피로와 관련된 증상에 대한 연구 지원이 얼마나 부족한지 단적으로 보여준다.

우리가 연구한 자료에 따르면, 유전적 요인은 보통 수준으로 보인다. 예를 들어, 일란성 쌍생아의 경우 이란성 쌍생아에 비해 유전적 영향이 2배 이상 측정된다. 당신의 일란성 쌍생아 형제가 근통성뇌척수염/만성피로증후군을 겪고 있다면 당신 역시 그런 증상을 겪을 가능성은 다른 사람에 비해서 2배 높다는 말이다.

근통성뇌척수염/만성피로증후군의 유전자 연구를 통해 근통성뇌척수염/만성피로증후군 환자에게서 유의미하게 더 자주 나타나는 10개의 공통 유전자 또는 유전자 변형체가 발견되긴 했다. 그렇다고 해서 피로가 유전적이며 어쩔 수 없다는 결론을 도출해야 할까? 절대 아니다. 만약 그것이 사실이라면 이 책을 읽는 의미도, 우리 클리닉의 치료법이 수많은 환자를 돕는 일도 없었을 것이다.

우리의 유전자는 '꺼지거나 켜질' 수 있다. 어떤 질병이나 증상에 대한 유전적 소인이 문제가 되는 것은 그 유전자가 활성화됐기 때문이다. 내 친구인 카라 피츠제럴드 박사와 연구팀은 DNA 메틸화를 연구하고 있다. DNA 메틸화란, 서열을 변경하지 않으면서 DNA 구간의 활동을 변경시키는 과정을 말한다. 쉽게 말해 유전자를 끄거나 켜는 것에 대해 연구하는 것이다. 이 연구의 실험 참가자들에게는 기본적인 생활방식의 변화가 적용됐다.

이 연구에는 명상, 운동 및 메틸화에 영향을 미치는 것으로 알려진 특정 영양소 섭취 등의 식이요법 등이 포함됐다. 결과는 어땠을까? 8주 후 참가자들은 생물학적으로 3년 이상 더 젊어진 것으로 나타났다. 8주간의 생활방식 변화로 3년 이상의 수명을 연장한 것이다.

이 연구 결과가 건강, 특히 피로에 시사하는 바는 매우 흥미롭다. 요약하자면, 우리가 살아가는 삶의 방식과 살면서 겪게 되는 일들이 피로에 결정적인 역할을 한다고 볼 수 있다.

### | 성격 유형 |

파스퇴르의 모든 연구는 외부 인자가 우리 몸의 계통에 침투해 병을 발생시킨다는 이론을 기반으로 한다. 그런데 알려진 바에 의하면, 그는 임종 시 이런 고백을 했다고 한다. "미생물은 아무것도 아니다. 생체 환경이 전부다." 즉 미생물(병원균)의 존재 자체가 병을 유발하는 결정적인 요인이 아니라 미생물이 존재하는 생체 환경의 상태가 더욱 중요하다는 말이다. 10명이 감기에 노출됐지만 그중 한 사람만 감기에 걸리는 것도 이런 이유 때문이다. 언제 어디서나 수많은 세균에 노출되지만 피곤할 때 몸이 더 아플 수 있다는 것은 누구나 아는 사실이다.

그렇다면 신체 환경의 건강을 결정하는 것은 무엇일까? 앞서 살펴봤듯이 신경계의 상태는 미토콘드리아 기능과 에너지 생성에 직접적인 영향을 미친다. 한편 피로가 심리적 요인에서 기인하는 것이 아님을 강력하게 주장한 바 있지만 삶에 대한 우리의 태도가 신체의 건강 상태에 지대한 영향을 미치는 것 또한 사실이다. 이러한 사실을 통해 우리 클리닉에서는 피로 유발의 가능성을 증가시키는 것으로 여겨지는 주요 성격 유형을 발견했다. 우리가 '에너지 고갈 심리'로 명명한 성격 유형은 선천적으로 진을 빼며 세포가 살아가는 환경에 영향을 미치는 생활방식을 말한다.

### | 부담 |

그렇다면 우리 삶에서 발생하는 사건들은 어떨까? 부담이란, 개인이 살아가면서 겪게 되는 많은 외부적인 사건으로 이것이 누적될수록 피로를 유발한다. 물론 피로는 한 가지 요인으로는 유발되지 않는다. 일회적인 급성스트레스가 신체 계통에 가해지면 상대적으로 단시간 내에 신체 또한 반등해 회복할 것이다. 우리가 피로를 지속적으로 경험하게 되는 이유는 대부분 신체가 오랜 기간 동안 부담을 받았기 때문이다.

이러한 현상은 선박의 적재량에 비유할 수 있을 것이다. 배는 소량의 적재량으로는 좀처럼 가라앉지 않지만 적재량이 너무 많으면 가라앉을 수 있다. 또한 적재량이 적을지라도 너무 자주 적재가 이뤄지면 누적 효과가 발생한다. 말 그대로 마지막 지푸라기 때문에 낙타 등이 휘게 될 수도 있는 것이다. 이처럼 일상에서 일어나는 외부적인 짐 또한 부담이 될 수 있다. 외부적인 짐은 아동기에 발생했을 수도 있고 최근에 경험한 것일 수도 있다. 또 단 한 번의 경험으로 그치는가 하면 수년간 지속되기도 한다.

피로는 이혼이나 경제적인 스트레스 같은 심리, 정서적인 요인에 의해 발생할 수 있으며 라임병에 걸리는 등 신체적 요인에 의해 발생할 수도 있다. 당신이 피로를 해독하기 위해서는 이러한 부담을 파악하고 최대한 제거해야 한다.

### | 신체 계통 |

우리 몸은 다양하게 연관된 계통으로 이뤄져 있으며 각각의 계통은 고유의 기능과 생존에 필요한 역할을 한다. 이들 계통이 최적의 상태로 작동하지 않을 경우, 건강과 활력은 즉각 영향을 받는다. 신체 계통을 예로 들면 호흡계, 생식계, 골격계 등이 있다. 모든 계통이 피로에 의해 영향을 받을 수 있지만 그중에서도 신경계, 소화계, 내분비계, 면역계 등이 특별히 더 많은 영향을 받는 것으로 알려져 있다.

일반적으로 여러 신체 계통은 서로 영향을 주고받는다. 예를 들면 소화계가 제대로 작동하지 않으면 내분비계 호르몬의 불균형이 발생하고 신경계 역시 균형을 잃게 된다. 이들 계통은 별개의 기관이 아니라 서로 밀접하게 연결되어 있으며 하나의 몸을 이루는 작은 부분이라 할 수 있다. 피로 지도 1의 공식을 복습해본다면 이해가 쉬울 것이다.

유전적 요인+성격 유형×부담=신체 계통에 대한 영향

당신의 유전적 요인과 성격 유형이 탄알을 장전하고 부담이 격발하면 그 결과 신체 계통에 영향을 미치게 된다. 앞서 언급했던 닉에 대한 이야기를 좀 더 자세히 해보자. 닉은 어쩌면 유전적 영향을 받았을 수도 있다. 그런 이유로 다른 동료처럼 심장 질환 대신 만성피로증후군을 겪은 것일 수도 있다. 또한 그의 성격 유형도 고려해볼 수 있다. 그는 태생적으로 의지가 강한 성격이었다. 자신과 주변의 모든 것을 통제하려는 욕구가 강했으며 완벽주의적인 성향도 있었다.

업무에서 비롯된 스트레스 상황은 닉에게 과중한 부담으로 다가왔으며 이 모든 요인이 닉의 신체 계통에 영향을 미쳤다. 그의 소화계, 면역계, 내분비계 등이 영향을 받았고 그 결과 만성피로증후군을 겪게 됐다.

### 피로 지도 2. 피로 회복으로 가는 길

피로 지도 1을 통해 당신이 어떻게 해서 증상을 겪게 됐는지 살펴봤다. 이제 피로 지도 2를 살펴보고자 하며 피로 지도 2의 공식은 다음과 같다.

상태+단계×순서=신체 계통에 대한 치유 영향

먼저 각각의 요인을 살펴보자.

**| 상태 |**

몸에서 치유가 일어나기 위해서는 먼저 몸이 치유 상태에 들어가야 한다. 피로에 빠지기 전에 몸이 극심한 스트레스와 불안 상태에 있지 않다 할지라도 지속적으로 에너지 수준 저하에 시달리다 보면 몸은 치유가 가능한 상태의 정반대쪽으로 움직이는 경향이 있다. 이미 살펴봤듯이 이는 에너지 생성에 직접적인 영향을 미치게 된다.

신체의 에너지 원천이 고갈되면 이전에 스트레스를 유발하지 않았던 것도 점점 더 스트레스를 유발하기 시작한다. 그러면 더 큰 불안감을 느끼기 시작하며 쉬어야 할지 아니면 밀고 나가야 할지 고민하게 된다. 또한 다시 예전처럼 돌아갈 수 있을지 걱정하게 된다. 우리가 명심해야 할 점은, 몸은 치유를 위한 강력하고 선천적인 능력이 있다는 사실이다. 우리 몸에 상처가 나면 그 부위를 깨끗이 소독하고 피부를 봉합하기만 해도 자연적으로 치유가 된다. 뼈가 부러져도 뼈를 제대로 맞추기만 하면 자연스럽게 회복될 뿐만 아니라 골절 부위에 더 강력한 뼈가 형성된다.

이때 중요한 것은 우리 몸이 치유를 위한 선천적 욕구와 능력이 있다는 사실이다. 그러므로 치유가 되지 않을 경우에는 스스로에게 중요한 질문을 해야 한다. '무엇이 치유를 막고 있는가?' 앞으로 이 책을 통해 치유를 방해하는 다양한 요인을 살펴볼 것이다.

**| 단계 |**

회복을 위해 시도한 치료가 어느 시점에서는 오히려 증상을 악화시켰지만 시간이 지나서 많은 도움이 됐던 경우가 있는가? 반대로 처음에는 증상이 호전됐지만 오히려 증상이 악화됐던 경험이 있는가? 이러한 현상은 내게 많은 혼란을 야기시켰다. 그러던 어느 날 나는 큰 깨달음을 얻었다. 바로 회복 과정에는 3개의 서로 다른 단계가 있다는 사실이다.

당신이 어느 단계에 있는지 이해하는 것은 앞으로 어떤 활동을 해야 하는지, 어떤 치료 방법이 도움이 되고 해가 되는지 판단하는 데 결정적인 작용을 할 것이다.

**| 순서 |**

회복 단계를 이해하면 적절한 활동량과 다양한 치료법에 대한 올바른 순서를 파악하는 데 도움이 된다. 일례로, 어떤 단계에서 효과적인 치료법이 다른 단계에서는 오히려 심각한 해를 끼칠 수도 있다. '어떤 사람한테는 약이지만 다른 사람한테는 독이 될 수 있다'는 말처럼 회복 단계의 중요성을 이해하면 '회복 3단계에 도움이 됐던 약이 회복 1단계에는 독이 될 수도 있다'는 사실을 깨닫게 될 것이다.

다양한 치료법에 초점을 맞추는 거시적 활동부터 보충제와 투약을 실시하는 미시적 수준에 이르기까지 다양한 수준에서 치료 순서는 매우 중요하다. 이와 함께 한 가지 반드시 기억해야 할 것은 당신에게 유익한 것이 무엇인지 아는 것과 그것이 '언제' 유익한지 아는 것은 별개라는 사실이다.

## 피로를 종합적으로 바라보기

피로에서 회복하기 위해서는 모든 요소를 종합하는 것이 매우 중요하다. 먼저 몸이 '치유 상태'에 있지 않으면 그 어떤 것에서도 진정한 효과를 기대하기 힘들다. 따라서 자신이 어떤 '회복의 단계'에 있는지 파악해야 한다. 그래야만 적절한 활동량을 결정할 수 있고 몸에 도움이 되는 치료를 진행할 수 있다. 당신이 어떤 회복 단계에 있는지 파악했다면 그때부터는 적절한 치료법을 올바른 순서로 진행해야 한다.

지금까지 피로를 해독하기 위해 우리가 사용할 2가지 지도에 담긴 핵심 원리를 살펴봤다. 이제 당신의 성격 유형을 살펴보자.

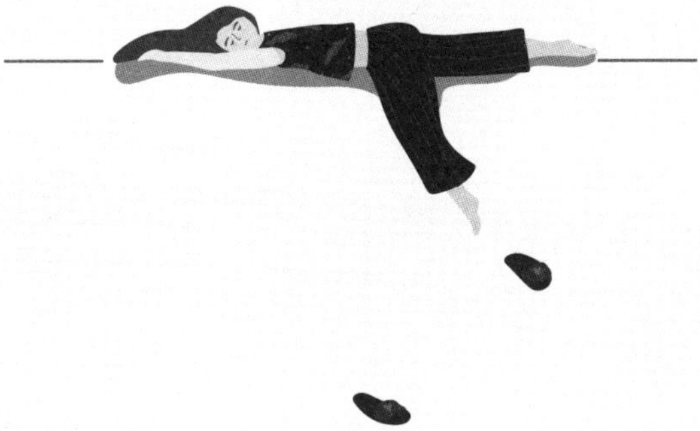

# PART 2

# 피로
# 분석하기

CHAPTER 6

# 피로의 성격

클레어 존스는 어린 시절부터 음악을 사랑했다. 처음에는 피아노와 바이올린을 시작했는데, 10살 무렵 하프를 연주하는 소리를 듣고 완전히 매료되어 하프를 배우기 시작했다. 10대 시절 내내 클레어는 매일 하프를 연습했다. 그녀는 런던 왕립음악대학에 입학했으며 언제 어디서나 기회가 되면 연주를 했다. 하프는 그녀에게 있어 단순한 취미가 아니라 진정한 사랑이었다. 클레어가 자신의 진정한 꿈을 깨달은 것은 15세 때였다.

2000년 영국의 왕위 계승자인 찰스 왕세자가 1871년 이후 중지됐던 '웨일스 공의 공식 하프 연주자' 직위를 복원시킨 것이다. 이 직위를 취득하면 유명한 이탈리아 하프 제작자인 빅토르 살비가 제작한 2억 원이 넘는

금박 하프를 연주하게 된다. 하프 세계에서 영국 왕실을 위해 하프를 연주하는 것보다 더 큰 영예는 없다. 클레어는 이러한 목표를 세우고 7년 동안 하프에 자신의 모든 것을 바쳤다. 그녀가 22세 되던 해 마침내 꿈이 이뤄졌고 그녀는 찰스 왕세자의 공식 하프 연주자가 됐다.

클레어는 이 직위를 유지한 4년 동안 영국 왕실을 위해 180회 이상 하프 연주를 했는데 윌리엄 왕자와 케이트 미들턴의 결혼식 때도 연주를 했다. 또한 〈황금 하프를 든 소녀〉를 비롯한 음반도 여럿 발표했다. 그녀는 연주와 녹음 등의 바쁜 스케줄 속에서도 하프 대사로서의 역할을 충실히 수행했다. 클레어의 삶은 완벽해 보였다. 하지만 정신없이 바쁜 스케줄로 결국 그녀의 몸에 이상이 생겼다. 식사를 거르기 일쑤였고 늘 긴장과 불안 속에서 살아야 했던 그녀는 하루도 시간이 부족하지 않은 날이 없었다.

왕실 결혼식에서 연주를 마친 직후 클레어는 극심한 독감 같은 증상을 보이기 시작했다. 그 후부터 그녀는 연주를 하고 나면 회복하기까지 며칠 동안 침대 신세를 져야 했다. 미국 순회공연을 앞두고는 증상이 너무나 심각해졌다. 통증이 너무 심해서 혼자 계단조차 오를 수 없었고 어떠한 진통제를 먹어도 소용이 없었다. 그러던 어느 날 남편이 그녀를 병원 응급실로 데려갔다. 그녀는 병원에 도착하자마자 쓰러졌고 복도에서 발작을 일으켰다. 그녀는 근통성뇌척수염/만성피로증후군 진단을 받았다.

웨일스의 고향집으로 돌아온 그녀는 수개월간 어머니와 남편의 간호를 받아야 했다. 자신의 전부를 바쳤던 하프에 대한 사랑이 스러져가는 것을 지켜볼 수밖에 없었던 클레어는 옵티멈헬스클리닉을 발견했고 스카이프를 통해 치료를 시작했다. 모든 초진 환자들이 그러하듯 우리는 그녀로 하여금 먼저 자신이 어떻게 아프게 됐는지 이해시키는 작업을 시작했다. 지금까지 수많은 환자를 치료하는 과정에서 우리는 이런 작업을 통해 성향과 성격 유형을 찾아낼 수 있었는데, 클레어는 이 모든 성향과 성격을 다 가지고 있었다.

## 피로의 성격 찾아내기

클리닉의 초창기를 돌아보면 가장 큰 어려움 중 하나가 많은 환자들이 재발을 경험한다는 사실이었다. 그들은 완전히 회복된 것처럼 보이다가도 다시 예전 상태로 돌아가곤 했다. 때문에 환자들을 올바른 길로 이끄는 것보다 올바른 길에 머물러 있도록 하는 것이 더 큰 문제였다. 우리 클리닉의 심리상담 책임자인 안나 더스킨스키는 나와 함께 심리치료의 핵심인 치료적 코칭 모델을 개발해왔다. 코칭 모델의 핵심 부문에 대한 지도를 개발하면서 우리는 심도 깊은 대화를 나눴다. 우리는 둘 다 근통성뇌척수염/만성피로증후군에서 회복한 경험이 있었고 실제 도움을 받은 자료를 가지고 있었다.

많은 환자들이 극심한 피로에 빠지면 잠시라도 모든 것을 포기하고 쉬는 것밖에 다른 선택의 여지가 없다. 하지만 반대로 가장 먼저 선택하는 전략이 쉬는 게 아니라 오히려 가장 마지막인 경우도 적지 않았다. 우리 클리닉에서 환자들의 신경계를 안정시키고 영양 보충제를 처방하는 등 전문적인 치료를 하게 되면 대부분 진전을 보였다. 그런데 다시 에너지가 충전되고 예전의 삶으로 돌아갈 수 있는 여력이 생기면 그들의 전략에 변화가 생기기 시작했다.

우리는 환자들의 성향과 성격 유형에 주목하지 않을 수 없었다. 환자들은 아프기 전에 어떤 삶을 살았던 것일까? 그리고 그것은 환자들의 증상에 어떤 영향을 미쳤던 것일까?

## 피로와 관련된 5가지 성격 유형

우리는 피로에 영향을 주는 중요한 5가지 핵심 성격 유형을 발견했다. 물론 성격 유형으로 모든 것을 설명할 수는 없지만 일반적으로 나타나는 현상을 정리한 것이다. 우리는 이런 성격 유형을 '에너지를 고갈시키는 심리'라고 부른다. 왜냐하면 이들은 태생적으로 자신과 세상을 상대하면서 에너지를 고갈시키기 때문이다. 당신은 이러한 성격 중 하나 혹은 전부를 가지고 있을 수 있으며 어느 하나의 유형이 도드라지게 나타날 수도 있다.

### 성격 유형 1. 성취자

성취자는 자신의 가치를 자신이 하는 일이나 세상에서 성취해낸 것으로 정의한다. 클레어가 전형적인 사례다. 그녀는 어려서부터 목표를 향해 돌진했으며 다른 삶은 부차적인 것에 불과했다. 그녀는 꿈을 성취하기 위해 주말에 늦잠 자기, 친구들과 놀기, 피곤할 때 휴식 취하기 등을 모두 포기했다. 클레어의 몸은 휴식이 필요하다는 경고를 여러 번 보냈다. 알람 시계가 계속 울리면서 그녀를 깨우려는 것처럼 말이다. 하지만 그녀는 너무나 바빴기 때문에 그러한 경고를 외면했고 몸이 보내는 경고를 무시할수록 점점 더 경고음에 무감각해졌다.

1980년대 만성피로증후군이 '여피독감yuppie flu'으로 불린 것도 아마 성취자 유형 때문일 것이다.[77,78] 엄청난 중압감에 시달리는 고위직 종사자들만 봐도 알 수 있다. 물론 모든 사람이 그런 것은 아니지만 신체가 끊임없이 극심한 압박을 받게 되면 이러한 증상이 나타난다.

그런데 모든 성취자 유형이 경력을 쌓거나 경제적인 보상 때문에 매진하는 것은 아니다. 사실 비전형적인 성취자 유형도 많다. 지속 가능한 개발, 기후변화 같은 환경문제를 비롯해, 좋은 부모 되기 등을 지향하는 경우도 있다. 자신이 추구하는 성공과 성취를 위해 몸이 보내는 경고음을 무시하는 피로 환자들의 양상은 매우 다채롭다.

돌이켜보면 나는 학업 성취욕이 남달랐고 압박감도 컸다. 그러다 아프고 나서 이 성취 욕구를 최대한 빠른 회복을 위한 활동에 모조리 쏟아부었던 것 같다. 누군가는 그런 노력 덕분에 내가 회복됐다고 말할 수도 있다. 하지만 내 자신을 좀 덜 다그쳤다면 회복이 훨씬 더 빨랐을지도 모른다.

경력이든, 보다 나은 세상을 위해서든, 좋은 부모가 되기 위해서든, 아니면 치유든 우리 몸이 요구하는 휴식의 필요를 무시하고 성취에 맹목적으로 매진하게 되면 지속 가능한 삶을 영위할 수 없다.

### 성격 유형 2. 완벽주의자

완벽주의자는 성취자의 가까운 동지다. 완벽주의자는 모든 것을 완벽하게 처리함으로써 자신의 가치를 정의하고 세상 속에서 안정감을 얻는다. 이들은 대체로 흑백논리의 세계관을 가지고 있는데 올바른 길과 틀린 길이 있으며 옳은 쪽에 속하는 것이 매우 중요하다고 생각한다. 완벽주의자는 자기 자신과 타인에게 불가능하리만치 높은 수준을 요구하며 부당한 내적 자기비판에 시달리는가 하면, 이러한 비판을 타인에게 투사하기도 한다. 완벽주의자의 몸과 마음으로 살아가는 것은 말할 수 없이 피곤하다. 아무리 몸이 휴식을 요구할지라도 모든 것을 완벽하게 해내려는 욕구가 너무나 강렬하기 때문이다.

성취자와 완벽주의자의 차이점은 성취자가 성공의 이미지를 중시하는 반면, 완벽주의자는 삶의 모든 것을 제대로 해내는 것을 추구한다. 성취자가 행동 그 자체와 성공에 중독되어 있다면, 완벽주의자는 모든 세부적인 것을 처리하는 것에 중독되어 있다. 물론 이 2가지가 동시에 나타날 수도 있다.

### 성격 유형 3. 조력자

조력자는 타인에게 뭔가를 해주는 것과 타인을 위한 것으로 자신의 가치를 정의한다. 이들은 전형적인 기부자 유형이다. 다른 사람들이 도움을 요청하면 어떠한 수고도 마다하지 않는다. 클레어에게는 이러한 성격 유형도 나타났다. 끊임없이 밀려오는 바쁜 스케줄 속에서도 그녀는 여유 시간의 대부분을 다른 사람을 지원하고 돕는 것에 쏟아부었다. 젊은 하프 연주자들을 위한 마스터클래스 요청을 받으면 그녀의 반응은 '이 일을 해낼 수 있는 여력이 있을까?'가 아니라 '어떻게 하면 이 일을 스케줄 속에 끼워 넣을 수 있을까?'였다.

조력자 유형을 개념화하면서 안나는 내게 자신이 아팠던 시절의 이야기를 들려줬다. 그녀는 케임브리지 대학에서 언어학을 공부했는데, 항상 에너지 부족으로 고통스러웠다. 그런 처지에서도 감정적, 정서적으로 힘든 친구가 있으면 주저 없이 달려갔다. 그녀는 천성적으로 누군가 도움이 필요하면 자신의 몸이 부서지더라도 그 사람을 도와야만 했다.

성취자와 마찬가지로 조력자 유형도 많은 변형이 있다. 어떤 이들은 지도자, 구조원, 치료사와 같은 전형적인 조력자 역할을 감당했으며, 또 다른 이들은 가족과 친구들을 도와야 한다는 끊임없는 내적 압박감에 시달린다. 때로는 직장 동료들을 지원해야 한다는 막연한 부담감으로 힘들어할 수도 있다. 누군가는 이렇게 생각할 수도 있다. '내 건강을 챙기기 위해 다른 사람은 생각하지 말고 자기만 돌보면서 살아야 한다는 건가요?' 물론 아니다.

나는 타인을 돕는 것을 가치 있게 여기는 사회의 일원인 것이 자랑스럽다. 또한 사람들을 도울 수 있는 나의 직업을 사랑한다. 하지만 사랑하는 사람이 갑자기 큰일을 당했을 때와 같은 위급한 상황뿐 아니라 남을 돕기 위해 항상 자신의 신체적, 정서적 요구를 무시하는 건 문제가 있다. 주변 사람들을 도와주느라 정작 나의 요구는 거부하고 무시하면 지속 가능하고 건강한 삶을 영위할 수 없다.

끊임없이 퍼주기만 하고 받지 못하면 결국 에너지 고갈로 이어진다. 또한 의무감으로 다른 사람들을 돕고 지원을 아끼지 않는 이면에는 은밀한 기대가 있을 수 있다는 점도 알아둬야 한다. 내가 남들한테 잘하면 언젠가 그들도 나의 필요를 채워줄 거라는 기대가 바로 그것이다. 어쩌면 내가 남들에게서 받고 싶어 하는 것을 그들한테 주는 것일 수도 있다. 이러한 생각이 완전히 잘못됐다는 것을 지금이라도 깨달아야 한다. 우리는 자신의 필요를 스스로 자각하고 채울 수 있어야 한다. 물론 다른 사람의 도움이나 지원을 받지 말아야 한다는 것은 아니다. 다만 행복에 대한 진정한 책임은 각자에게 있다는 말이다.

### 성격 유형 4. 불안

불안 유형은 늘 초조하고 불안해하며, '세상을 안전하지 않다'고 느낀다. 정신적으로 매우 분주하며 몸보다는 마음속에서 사는 경향이 있다. 주요 전략은 안전감을 느낄 수 있는 쪽으로 생각하는 것이다. 언제, 어디서, 어떻게, 왜 등 발생 가능한 모든 시나리오와 그에 대한 해결책을 생각해낼 수 있다면 일시적이나마 안전감을 느낄 수도 있다.

하지만 이러한 전략을 실행하기 위해서는 엄청난 정신적 에너지가 필요하다. 그러다 보면 몸과의 연계성이 점차 약화되며 몸이 필요로 하는 것에 제대로 반응하지 못하게 된다. 에너지가 고갈되는 것이다. 불안의 핵심 문제는 '안전고리'를 형성하게 된다는 점이다(뒤의 그림 참조). 세상이 안전하지 않다는 느낌이 들고 스스로를 보호해야 한다는 생각이 앞서면서 몸과의 단절이 발생한다. 몸과의 단절이 일어나면 더욱 불안감을 느끼게 되고 생각은 더욱 바빠지며 이러한 악순환이 반복된다.

| 안전 고리 |

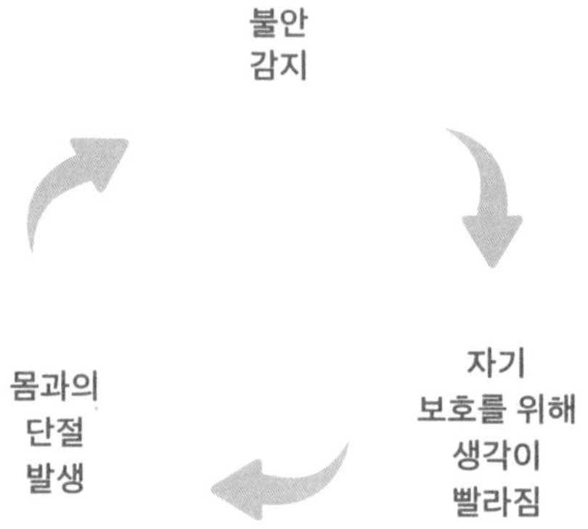


신경계는 진짜인 것과 상상인 것을 구별하지 못하기 때문에 불안이 늘어날수록 몸과 신경계는 더욱 많은 에너지를 소진한다. 불안은 중독성이 있다. 불안에 익숙해지면 불안이 없는 세상을 상상할 수 없게 된다.

만성피로증후군과 같이 특별히 스트레스를 많이 받게 되는 상황에서 불안 유형의 상태는 더욱 악화될 수 있다. 물론 이 유형의 사람들은 피로를 경험하기 이전에도 이미 세상은 안전한 곳이 아니라고 생각한다. 한편 어떤 사람에게는 불안이 정신적인 경험인 반면 또 다른 사람에게는 불안이 신체로 나타난다. 마음속에서 불안을 느끼게 되면 몸에서도 변화를 일으킨다. 반대로 몸이 불안한 상태에 놓이면 마음에도 영향을 미친다.

불안 유형은 챕터 8에서 살펴보게 될 부적응 스트레스 반응maladaptive stress response, MSR과는 차이가 있다. 부적응 스트레스 반응은 특정한 스트레스 요인에 대한 일련의 반응인 반면, 불안 유형은 자신과 주변 세상을 연결하는 근본적인 전략이다. 부적응 스트레스 반응이 아예 신경을 끄고 앞으로 나갈 수 있는 성질의 것이라면, 불안해지는 성향은 인생을 살아가면서 끊임없이 균형을 이루도록 노력해야 하는 것이라 할 수 있다.

클레어는 스케줄이 바빠질수록 더욱 불안을 느끼기 시작했다. 말하자면 신경계가 그녀에게 속도를 좀 늦추라는 신호를 보낸 것이다. 그런데 그 신호에 귀를 기울이는 대신 그녀는 자신을 더욱 다그침으로써 몸이 보내는 신호를 외면했다. 이 역시 흔히 볼 수 있는 전략이다. 불안감을 느낄수록 더욱 자신을 몰아붙여 불안감을 무시하거나 떨쳐내려는 것이다.

### 성격 유형 5. 통제자

통제자는 불안 유형과 밀접한 연관이 있다. 통제자의 전략은 자기 자신과 환경을 통제함으로써 내적인 불안감을 관리하는 것이다. 자신의 감정을 통제하는 것은 물론 조직의 팀원, 심지어 방 안의 온도나 대화의 방향까지 통제하려 든다. 다른 성격 유형과 마찬가지로 통제자 유형 역시 엄청난 양의 에너지가 필요하다. 그런데 우리는 자신이나 주위 환경을 완벽하게 통제할 수 없기 때문에 여전히 불안감에 휩싸일 수밖에 없고, 결국 이러한 통제 전략은 통하지 않는다.

또한 통제자 유형은 자신한테 진정한 정서적 지원을 줄 수 있는 사람들마저 밀쳐내기 쉽다. 진정한 지원을 받고 싶다면 타인이 나의 정서적 공간에 들어올 수 있도록 허락해야 한다. 하지만 이들한테는 이것이 너무나 힘들다. 통제자 유형에게는 일종의 영속성이 있다. 자기 자신과 주변 세상을 통제하려고 힘쓸수록 스스로 일종의 통제력을 가지고 있다는 환상을 만들어낸다. 말하자면 통제를 더 많이 할수록 그만두는 게 더 힘들어진다는 것이다.

### 성격 유형은 어디서 비롯되는가

성격 유형을 자세히 알고 나면 불편한 기분이 들 수도 있다. 이는 매우 예민한 사안이며 만약 당신이 이러한 성격 유형에 해당한다면 마음속에서 자책의 목소리가 들릴 수도 있다. 하지만 과감히 떨쳐내기 바란다.

한편 성격 유형이 타고나는 것인지 아니면 삶의 경험 속에서 체득하게 되는 것인지도 궁금할 수 있다. 대부분의 사람은 둘 다 해당된다.

내가 어떻게 성취자 유형이 됐는지 고찰해보면 그러한 성격을 배양한 조건화 과정을 분명히 알 수 있다. 나의 유년 시절을 돌아보면 어머니는 가계를 부양하기 위해 많은 일을 해야 했다. 그래서 할머니가 나와 여동생을 주로 돌봐줬는데, 할머니는 우리에게 학교 성적을 매우 강조했다. 물론 할머니의 의도는 순수했고 우리를 사랑하는 마음에서 그랬을 것이다. 나는 총명한 편이었고 공부도 곧잘 했지만 아무리 성적이 좋아도 할머니는 만족하지 못했다.

시험에서 2등이라도 하면 누가 1등인지, 왜 내가 1등을 못했는지 물었다. 내가 99점을 받으면 99점보다 틀린 1점에 더 많은 관심을 보였다. 나에게는 미묘하면서도 분명한 메시지가 주어졌다. 사랑과 존중은 나의 성취와 깊은 연관이 있었다. 내가 완벽하지 못하면 사랑과 존중은 일시적으로 중지됐고 성적이 좋으면 그에 따른 보상이 따랐다. 그런데 문제는 학교에서 사랑과 존중을 받기 위해서는 그 반대로 해야 한다는 사실이었다.

학교에서는 공부를 잘할수록 공부벌레라는 낙인이 찍힐 위험이 커졌다. 나는 학교에서 집단으로 괴롭힘을 당하는 아이였고 이 문제는 정말 심각했다. 만성피로증후군을 앓기 전에 나는 진퇴양난의 상황에 빠져 있었다. 학교에서는 공부를 잘하면 아이들한테 놀림을 당했고 공부를 못하면 집에서 배척을 당해야 했다. 어떤 선택을 하든 결과는 마찬가지였다. 주변의 사랑은 내가 어떻게 하느냐에 달려 있었다.

반면 나의 조력자 유형은 조건화보다는 태생적인 면이 컸던 것 같다. 어려서부터 나는 다른 사람을 돕고 싶어 했다. 10대 시절에는 여동생의 정신건강 때문에 힘든 일이 생길 때마다 가족을 도왔다. 나는 다른 사람을 지원하고 돕는 일을 자연스럽게 업으로 삼게 됐다. 그것은 마치 나의 운명과도 같았다.

당신의 성격 유형을 고찰해보면 아마도 비슷한 점을 발견할 수 있을 것이다. 어떤 요소는 분명 유년 시절의 환경과 깊은 관련이 있고 다른 요소는 타고난 것처럼 보일 수 있다.

성격 유형을 이해하는 것은 흥미로우면서도 유익하지만 조건화가 이뤄진 현재 상태에 큰 영향을 미치지는 않는다. 이러한 성격 유형으로부터 자유로워지는 방법을 이해하기 위해서는 어떻게 그런 성격 유형을 가지게 됐는지 스스로 납득하는 것이 필요하다.

### 2가지 핵심 욕구

5가지 성격 유형은 2가지의 핵심적 욕구를 충족시키려는 시도로 작동된다. 그것은 바로 사랑받고 싶다는 욕구와 안전하고 싶다는 욕구다. 아이들과 성인 모두 인생의 중심에 2가지 욕구가 존재한다. 사랑과 안전을 위해서라면 우리가 하지 못할 일이 없기 때문이다. 사랑받는 것이 성취하고 완벽해지고 남을 돕는 것과 연결되어 있다는 것을 학습하게 되면, 우리는 성취와 완벽, 조력을 위해 무엇이라도 하려고 할 것이다. 또 우리의 안전이 잘못을 예측하거나 나 자신과 주변 환경을 통제하는 것과 연결되어 있다고 학습하면 어떤 행동이라도 할 것이다.

나는 안나와 대화하면서 왜 그렇게 많은 환자들이 재발을 겪게 되는지 깨달았다. 그들이 회복의 여정에서 많은 에너지를 얻게 되면 자신의 성격을 지속시키는 데 더 많은 에너지를 쓰기 때문이었다. 에너지가 고갈되면 일시적이나마 성취자들은 성취를 그만두고 조력자들은 남을 돕는 일을 멈출 수밖에 없다. 그들이 자신의 성격 유형에서 벗어났기 때문이 아니라 그것을 지속시킬 만한 에너지가 없기 때문이다.

우리와 함께 치료를 받으면 증상이 나아지고 환자들은 에너지가 차오르는 것을 느끼기 시작한다. 그러면 이 에너지로 무엇을 할까? 에너지 고갈을 유발했던 예전의 성격으로 되돌아가 또다시 탈진하고 만다. 그러면 일시적인 동면 상태로 되돌아갈 수밖에 없고 그러다 다시 에너지가 충전되면서 악순환이 반복된다. 마치 몸이 환자의 성격에 알레르기 반응을 보이는 것과 같다. 우리는 환자들에게 자신의 성격을 이해시키고 정서적 문제에 대한 치료를 병행했다. 그러자 훨씬 자연스러운 회복을 보였다. 그들은 세상 속에서 살아가는 방법을 배웠고 회복된 상태를 지속시킬 수 있었다.

# 성격 유형 파악하기

치료를 위한 기초를 마련하고 재발을 방지하기 위해서는 성격 유형을 이해할 필요가 있다. 이제 치유 여정을 위한 네 번째 계단에 대해 살펴보자.

## 스텝 4. 자신의 성격을 파악하라

성격 유형을 이해하는 과정을 통해 조금이라도 경각심을 갖게 됐기를 바란다. 이에 대해 좀 더 자세히 알고 싶은 사람들을 위해 이 책의 동반자 코스로 성격 평가 시스템을 만들었다. 평가는 10분 정도 소요되며 당신한테 큰 도움이 될 거라 생각한다www.alexhoward.com/faitigue.

성격 유형에서 자유로워지기 위한 첫 번째 단계는 자각이다. 내가 환자들에게 즐겨 하는 표현이 있다. '볼 수 있다면 행동하지 않을 수 있다.' 달리 말하면 의식적으로 자각할수록 자신을 멈추고 다른 길을 선택하기가 쉬워진다는 뜻이다. 친구의 요청에 자신의 정서적, 육체적 요구를 무시하는 모습을 자각한다면, 자멸의 길로 계속 가도록 내버려두거나 자신의 필요를 채우거나 둘 중 하나를 선택할 수 있다.

자기 인식을 배양하는 것은 연습과 훈련이 필요하다. 성격 유형을 변화시키는 것이 이토록 힘든 이유는 너무나 깊이 조건화되어 있기 때문이다. 우리에게는 무의식적, 습관적으로 성격 유형의 특성을 부추기는 본성이 있다. 이는 우리가 통제할 수 없는 일종의 강박과도 같다. 우리는 의식적인 생각뿐 아니라 무의식적인 동기에 의해서 움직이기 때문이다. 역설적으로 성격 유형의 영향력에서 벗어나기 위해서는 이들과 건강한 관계를 맺어야 한다.

지금의 나를 바라보면, 여전히 성취에 대한 강력한 동기가 남아 있다. 타인을 돕고자 하는 욕망 역시 완전히 없어지지 않았다. 달라진 점이 있다면 나의 자존감이 더 이상 이것에 매여 있지 않다는 사실이다. 나는 여전히 성취를 향해 달려가고 타인을 향한 도움의 손길을 펼친다. 다만 나의 건강과 행복을 해치지 않는 방향으로 나아갈 뿐이다.

**# 자기 인식 연습**

내가 온라인 코칭 프로그램과 환자들에게 적용하는 도구는 '생각과 행동 일기'다. 성격 유형이 발현될 때마다 이것을 자각하는 데 도움을 얻을 수 있기 때문이다. 자신을 잘 인식할수록 변화 또한 쉬워진다. 이는 간단하면서도 강력한 연습이 아닐 수 없다.

1. 매일 저녁 이 책의 성격 유형에 대해서 생각해보고 그날에 해당되는 사례가 있으면 기록한다. 하루 종일 성취자 유형으로 피로 증상을 겪어야 했거나, 아니면 완벽주의자 성향으로 이메일을 잘 쓰려고 많은 시간을 소비했다거나 하는 일들을 적는다.

2. 성격 유형이 어떻게 발현됐는지 고찰함으로써 얻는 자각은 큰 힘이 된다. 그다음 과제는 성격 유형이 튀어나올 때마다 최대한 빨리 알아차리고 멈추는 연습을 하는 것이다.

하프 연주자 클레어는 우리 클리닉에서 18개월 정도 치료를 받고 완전히 회복됐으며 의외의 방식으로 세상에 기여할 수 있는 길을 발견했다. 클레어는 자신처럼 고통받는 사람이 아주 많다는 사실을 알고 충격을 받았다. 그래서 자신과 같은 처지에 놓인 이들을 격려하고 돕는 방법을 찾아야겠다고 결심했다. 나는 그녀를 우리 자선단체의 후원자로 초청했고 지금까지도 동참하고 있다.

클레어는 완전히 기진맥진해 있던 상태에서 원래대로 회복했다. 그녀의 삶과 음악에 대한 열정은 여전하며 규칙적으로 휴식을 취하고 몸을 움직인다. 음식도 잘 먹고 명상과 요가도 하고 균형 잡힌 삶을 살기 위해 스케줄도 조정한다. 클레어는 자신의 성격을 바꾸는 것이 일시적인 치료뿐만 아니라 건강을 유지하고 잠재력을 극대화하는 데 결정적인 역할을 한다는 것을 깨달았다.

다음 계단은 에너지를 소진시키는 데 있어 중요한 역할을 하는 다양한 부담을 이해하는 것이다. 그다지 상관없어 보이는 일상의 사건이 어떻게 당신의 몸과 피로에 영향을 미치게 되는지 알아보자.

CHAPTER 7

# 몸이 느끼는 부담

50대 후반의 데이비드는 금융업계의 최고경영자로 성공적인 커리어를 마치고 은퇴 이후의 생활을 즐기기 시작했다. 평생 음악을 사랑했던 그는 몇 년 전부터 열정적으로 드럼을 배우기 시작했고 실력도 상당한 수준에 이르렀다. 밴드를 조직한 그는 지역 공연장에서 활발한 연주 활동을 했다. 데이비드는 항상 건강했고 극심한 직업적 스트레스도 잘 견뎌냈다. 그런데 나를 만나기 몇 년 전 크나큰 시련을 겪어야 했다. 그의 아내 레이가 말기암 진단을 받았고 고통스러운 투병 기간 내내 그녀를 돌봤던 것이다.

그는 정서적으로 많이 지쳐 있었고 밤잠을 설칠 수밖에 없는 간병은 신체적으로 무리가 됐다. 사랑하는 아내를 곧 떠나보내야 하는 슬픔을 뒤로

하고 엄마의 투병을 지켜보며 힘들어하는 딸까지 보살펴야 했다. 아내의 임종이 가까워질 즈음 그는 또 다른 충격적인 소식을 접했다. 그의 아버지가 파킨슨병을 진단받은 것이다. 데이비드는 불시에 성인 3명의 삶을 책임져야 했다. 그러다 몇 주 간격으로 아내와 아버지가 세상을 떠났고 그는 극심한 고통에 휩싸였다.

데이비드는 슬픔을 극복하고 예전의 일상을 되찾기 위해 최선을 다했다. 꾸준히 애도 상담을 받았고 있는 힘껏 딸을 지원했으며 시간이 지나면 나아질 거라는 희망을 놓지 않았다. 하지만 시간이 지나면서 그는 어지럼증, 수면장애, 근육통과 같은 심각한 증상에 시달리기 시작했다. 그중에서 가장 심각한 것은 피로였다. 하루이틀 잘 쉬면 나아지는 단순한 피로가 아니었다. 증상이 악화될 때는 구급차를 불러야 하는 게 아닌지 고민했다. 도저히 병원까지 갈 만한 자신이 없었기 때문이다.

그나마 다행인 것은 경제적으로 여유가 있다는 사실이었다. 그는 수많은 의사와 전문가들의 진료를 받았다. 처음에는 자신이 암이 아닐까 생각했고 딸만 혼자 남겨질지 모른다는 두려움에 휩싸였다. 그는 온갖 피검사를 받았고 갖가지 내시경 검사도 모두 받았다. 하지만 그런 검사로는 그가 왜 이런 증상을 겪고 있는지 설명할 수 없었다. 어느 날 아버지의 건강을 걱정하던 그녀의 딸은 우리 클리닉의 웹사이트를 보게 됐고 무료 정보 패키지를 신청했다.

딸의 간곡한 설득 끝에 데이비드는 우리 클리닉을 찾아왔다. 데이비드의 집은 우리 클리닉 본사와 걸어서 10분 거리였다. 클리닉을 처음 찾아온 환자들은 임상 설문지를 작성해야 한다. 설문지를 통해 우리는 환자에게 잠재적으로 문제가 될 수 있는 중요한 정보를 찾아내며 이는 치유의 여정을 향한 첫 계단을 설계하는 데 도움이 된다. 설문지에는 환자가 경험한 큰 사건과 스트레스 요인에 대한 질문이 있다. 여기에는 아동기의 사건부터 최근의 일까지 모두 포함된다. 첫 상담을 앞두고 데이비드의 설문지를 읽어가던 나는 그가 겪은 일들이 그의 발병에 결정적인 역할을 했다는 것을 알 수 있었다.

그런데 데이비드의 증상이 단순히 아내와 아버지를 잃은 것 때문은 아니라는 생각이 들었다. 앞서 살펴봤듯이 피로가 하나의 요인으로 발생하는 경우는 매우 드물다. 데이비드의 몸이 약해진 데에는 그의 성취자 유형과 완벽을 추구하는 성향 그리고 바이러스의 공격 등 다양한 원인이 작용했을 것이다. 그 모든 것이 총에 장전되고 아내와 아버지를 떠나보낸 사건이 방아쇠를 당긴 것이었다.

내가 상담을 하면서 이런 설명을 하자 그가 크게 안도하는 모습을 보였다. 처음으로 자신의 상태가 이해되기 시작했고 나아질 수도 있다는 희망을 갖게 됐다. 나는 그에게서 새로운 결의가 피어오르는 것을 볼 수 있었다. 그는 나아질 수 있다는 꿈을 갖기 시작했다.

## 부정적 아동기 경험

스트레스가 건강에 영향을 미친다는 사실은 우리 클리닉 치료법의 전유물이 아니며 이미 다각적이면서도 심도 깊은 연구가 진행되고 있다. 이 연구의 핵심이 되는 부분을 처음으로 밝혀낸 곳은 미국의 보험회사 카이저 퍼머넌트였다. 이 회사는 일정 금액을 받고 의료 서비스를 제공하며 장기 부채 절감을 위해 회원들의 건강을 유지하고 보호하는 데 심혈을 기울인다.

카이저 퍼머넌트의 서비스 중에는 체중 감소 프로그램이 있다. 1980년대 중반 이 프로그램에 참여한 대부분의 사람이 성공적으로 체중을 감소했는데 도중에 포기한 사람은 대략 50%였다. 이 보험회사의 예방의학 부서장이었던 빈센트 펠리티는 이러한 결과에 관심을 가졌고 이 프로그램을 중도에 그만둔 사람들과 면담을 진행했다. 그 결과, 그가 만난 286명이 대부분 아동기에 일종의 성적 학대를 경험했다. 이는 체중 증가가 우울증, 불안, 공포에 대한 대응 기제일 수도 있다는 사실을 시사했다.

펠리티는 질병통제예방센터의 로버트 안다와 팀을 꾸렸고 연구에 자원한 카이저 퍼머넌트의 환자 1만7천 명을 대상으로 아동기에 겪은 트라우마에 대한 연구를 진행했다. 이 연구를 진행하는 과정에서 그들은 '부정적 아동기 경험adverse childhood experience, ACE'이라는 용어를 정립했다. 부정적 아동기 경험은 건강 및 행복에 지속적인 부정적 영향을 미칠 수 있는 잠재적인 트라우마 사건으로 정의된다. 이러한 경험에는 신체적, 정서적, 성적 학대와 부모의 이혼, 부모 또는 보호자의 투옥 등이 모두 포함된다.[79]

부정적 아동기 경험에 대한 연구 결과는 놀라웠다. 연구 결과에 따르면, 참가자의 28%가 신체적 학대를, 21%가 성적 학대를 받았다고 보고했다. 뿐만 아니라 이러한 경험은 복합적으로 발생하기도 했다. 참가자의 40%가 2가지 이상을, 12.5%는 4가지 이상을 경험했다고 보고했다. 이후 진행된 수많은 후속 연구는 처음의 연구 결과를 지지하고 보충하는 결과를 보였다. 펠리티의 연구는 또 다른 결과를 도출해냈는데 6가지 이상의 부정적 아동기 경험을 했을 경우 평균 20년의 수명 단축을 보였다.

최근 들어 불안과 스트레스성 장애가 증가하는 것으로 나타났다. 불면증과 비만, 심장 질환 또한 증가하고 있다. 이는 우리의 라이프스타일이 질병을 유발한다는 사실을 일깨우는 단서가 될 것이다. 분주하고 바쁜 일상과 중압감은 우리의 몸과 마음을 피곤하고 지치게 만든다.

## 트라우마

아동기의 경험만 성인기 건강에 영향을 미치는 것은 아니다. 일상에서 발생하는 심각한 스트레스와 부담은 정신적, 정서적, 신체적 건강에도 영향을 미친다. 사실 데이비드의 이야기는 우리가 성인기에 경험할 수 있는 트라우마의 전형적인 사례라 할 수 있다. 트라우마는 나이와 상관없이 발생하며 전쟁이나 신체적, 성적 학대와 같이 뚜렷한 경험이 아닐 수도 있다. 트라우마는 삶에서 일어나는 고통스럽고 힘든 사건이 몸과 마음, 정서에 미치는 영향을 말한다.

쉽게 말해, 트라우마는 정서적으로 감당할 수 있는 임계점을 넘어서는 스트레스가 가해질 때 발생하는 결과다. 우리가 성인기에 경험할 수 있는 트라우마 사례는 다음과 같다.

- 사랑하는 사람의 사망
- 배우자와의 이혼
- 이사
- 심각한 질병이나 부상
- 실직

그런데 이런 사건은 연달아 일어나기도 한다. 실직을 하면 경제적으로 스트레스를 받게 되고 이로 인해 가족 간에 갈등이 일어나며 이혼에 이를 수도 있다. 이는 다시 이사로 이어지기도 한다. 물론 당신은 이렇게 생각할 수도 있다. '나는 어려서 성적 학대를 당하지도 않았고 방치된 적도 없었어. 특별히 스트레스를 받을 만한 사건도 없었거든. 그러니까 나한테는 해당되지 않는 것 같아.' 하지만 당신이 잘못 생각한 것일 수도 있다.

트라우마에는 2가지 유형이 있다. 먼저 대문자 T로 시작하는 트라우마는 전통 트라우마로 지금까지 이야기한 트라우마가 이에 해당한다. 그리고 아주 미묘한 트라우마가 있는데 이를 소문자 t로 시작하는 트라우마라고 부른다. 많은 사람이 경험하는 발달 트라우마가 여기에 해당한다. 일상에서 흔히 경험한다고 해서 이것이 나 자신한테 영향을 미치지 않는 것은 아니다. 많은 심리학자들이 부정적 아동기 경험의 범위를 확대해 지속적인 위협감을 유발하는 경험이나 환경도 트라우마에 포함시킬 것을 제안하고 있다.[80,81]

예를 들면, 당신은 부모와 함께 안정적인 가정 환경에서 살았음에도 불구하고 세상은 안전한 곳이 아니라는 느낌을 계속 받았을 수도 있다. 어쩌면 당신은 충분히 안심할 수 있는 수준의 신체적, 정서적 지지를 받지 못했을 수도 있다. 나처럼 자존감과 주변의 사랑이 당신의 성취와 깊은 관련이 있다고 학습했을 수도 있다. 아동기에 신경계가 세상에 대처하는 법을 배워야 했고 세상에서 가치 있는 존재가 되기 위한 중압감 때문에 몸을 혹사했다면 성인기 건강에 부정적인 영향을 미칠 수 있다. 이처럼 아동기의 신체적, 정서적 경험과 성인기의 건강은 밀접한 관련이 있다.[82,83]

### 아픔의 트라우마

우리가 미처 인식하지 못하는 또 다른 종류의 트라우마가 있다. 바로 피로 진단을 받고 피로를 겪으면서 살아가야 하는 트라우마다. 챕터 2에서 살펴봤듯이 수많은 사람이 피로로 고통받고 있음에도 불구하고 이에 대한 주류의학의 이해와 지원은 턱없이 부족하다.

트라우마 사건 이후 처하는 환경 또한 중요한 역할을 한다는 흥미로운 연구 결과가 있다. 예를 들면, 전쟁에서 돌아온 군인이 이 사회에서 존경과 환영을 받을 경우, 그렇지 않은 경우에 비해 외상후스트레스장애를 겪게 될 가능성이 낮다고 한다. 베트남전쟁 이후 수많은 군인이 외상후스트레스장애를 겪은 것도 이 같은 이유 때문이었을 것으로 추측된다. 미국 사회는 베트남전쟁이 일어났다는 사실을 외면하고자 했고 참전군인들은 침묵 속에서 고통을 겪어야 했다.[84,85]

이를 피로 문제에 적용해보면 유사점이 있을 것이다. 암 진단을 받은 많은 피로 환자들이 "암 진단을 받자 친구와 가족들의 반응이 완전히 달라졌어요. 제가 만성피로를 호소했을 때는 시큰둥하고 신경도 안 썼는데, 암에 걸렸다고 하니 연민과 지원을 아끼지 않더군요."라고 말하는 것이 이를 증명한다.

### 트라우마와 피로의 상관관계

그렇다면 트라우마 또는 외적인 사건과 피로는 어떤 상관관계가 있을까? 어떤 사람은 피로가 아무런 이유도 없이 갑자기 발생한다. 모든 것이 괜찮았는데 순간적으로 매일이 고통의 연속으로 바뀌어버린다. 또 어떤 사람은 시간이 흐르면서 점진적으로 상태가 악화되는데 때에 따라서는 수년이 걸리기도 한다. 아동기 트라우마와 성인기의 만성피로증후군의 연관성에 대한 연구 결과도 있다.

갑자기 피로가 발생할 경우, 진료의는 가장 먼저 원인을 찾고자 한다. 그런데 나의 경험에 비춰볼 때 이러한 접근법은 문제의 본질을 흐리게 할 수 있다는 문제가 있다. 서서히 오랜 시간에 걸쳐 신체 계통을 약화시킨 갖가지 부담, 성격 유형, 유전적 형질 등에 주의를 기울이기보다 가장 최근의 부담에만 관심을 보이기 쉽기 때문이다. 게다가 바이러스 감염으로 인한 바이러스감염후 피로증후군처럼 가장 최근의 부담이 뚜렷한 원인으로 나타나는 경우에도, 왜 어떤 사람은 자연스럽게 회복하고 어떤 사람은 회복하지 못하는지에 대한 의문은 여전히 남아 있다.

## 치유를 방해하는 2가지

이쯤에서 당신은 이런 생각을 할 수도 있다. '과거에 스트레스가 있었던 것은 인정해. 하지만 지금은 완전히 극복한 것 같은데 왜 여전히 과거가 문제가 되는 거지?'

과거에 경험했던 부담을 이해하는 것이 중요한 이유는 2가지다.

1. 피로를 해독하기 위해서는 자신을 피로하게 만드는 요인을 먼저 이해해야 한다. 살아오면서 신체에 부과했던 갖가지 부담을 찾아내면 적절한 치유가 이뤄질 수 있다.
2. 신체에 영향을 주는 부담이 현재에도 여전히 남아 있으면 회복의 여정에 직접적인 장애가 된다.

만약 해결하지 못한 부담이 있고 이로 인해 신체가 영향을 받고 있다면 이 문제부터 해결해야 한다. 신체가 여전히 스트레스를 받고 있다면 치유 상태로 들어가는 것이 매우 어렵기 때문이다. 현재 부담을 주는 스트레스 요인이 있다면 이 문제를 해결하지 않고서는 아무리 노력해도 효과가 없을 것이다. 그렇다고 치유를 위해 완벽한 환경을 조성할 필요는 없다. 다만 몸이 사용하는 것 이상의 에너지를 생성할 수 있는 상황만큼은 조성해야 한다. 이제 12계단의 다섯 번째 계단으로 들어가보자.

## 스텝 5. 치유 환경을 조성하라

어떤 이들에겐 치유를 위해 필요한 환경을 만드는 것이 쉽지 않다. 그것은 갈등 관계를 정리하는 것일 수도 있고 나의 가치를 대변하는 듯한 커리어를 포기하는 것일 수도 있다. 주변 사람들을 위해 해왔던 많은 일보다 나의 휴식과 치유를 우선해야 하는 것일 수도 있다. 그런데 이러한 변화가 선행되지 않고서는 치유가 이뤄지지 않는 경우도 있다. 그러므로 치유를 위해 치유를 가능하게 하는 환경부터 만들어야 한다.

### # 자신이 갖고 있는 부담 알아보기

먼저 숙제를 해보자. 잠시 시간을 내서 당신이 경험했던 스트레스 요인을 식별해보자. 아동기부터 지금까지 신체에 스트레스를 부과한 사건은 무엇이었나? 혹시 지금까지도 영향을 미치고 있지는 않은가?

- 이혼 또는 가족과의 이별
- 금전 스트레스 또는 실직
- 스트레스를 유발하는 직장 내 환경
- 사랑하는 사람의 죽음

- 신체 부상 또는 수술
- 신체적 또는 성적 학대
- 아동기에 부모에게서 버림받음
- 아동기에 충분한 정서적 양육과 지지를 받지 못함

이들 사건이 여전히 당신에게 심리적 영향을 미치고 있는가? 당신의 몸을 치유하는 데 방해가 되는가? 그렇다면 치유 환경을 조성하기 위해 해야 할 일은 무엇인가?

데이비드의 이야기로 돌아가보자. 우리와 첫 상담이 있었던 다음 해 데이비드는 프로그램 이수를 완료했다. 그리고 완전히 회복했다. 몸을 회복하고 나서 그는 60대 초반에 난생처음으로 진정한 안정과 평온을 찾았다고 말했다. 그는 자신의 삶을 변화시킨 치료법에 감사해했고 우리 자선단체의 이사로 참여했다가 회장이 됐으며 나의 좋은 멘토가 됐다.

지금까지 성격 유형을 비롯한 다양한 부담이 신체에 미치는 영향에 대해 살펴봤다. 이제부터는 몸의 신경계가 어떤 상태인지 알아보고 치유할 준비가 되어 있는지 살펴보자.

CHAPTER 8

# 피로와 스트레스

30대 초반의 콜린은 매우 정열적인 삶을 살았다. 낮에는 런던의 테크 회사에서 일했고 밤에는 친구들과 함께 녹음 스튜디오를 운영했다. 그들이 프로듀싱한 음악은 댄스 음악 차트에서 상당한 성공을 거두기도 했다. 콜린의 몸에서 탈진 징후가 나타나기 시작하자 자신은 물론 주변 사람들 모두 전혀 놀라지 않았다. 그는 몹시 지쳐 있었기 때문이다. 그는 전형적인 성취자 성격 유형으로 모든 사람이 인정할 만큼 가열차게 살아왔다.

그 당시 나는 치료사로 일한 지 1년이 조금 지났는데 콜린은 내가 진료를 시작한 최초의 근통성뇌척수염/만성피로증후군 환자이기도 했다. 나의 친구가 콜린한테 나를 추천했는데 친구는 영양치료사 훈련을 받고 있었기에 영양 쪽으로 콜린을 도왔고 나는 심리치료를 담당했다. 우리 클리닉은 문을 연 지 얼마 안 됐으며 내가 살고 있던 노스 런던의 단칸방에서 시작했다. 다행히 지하실에 근사한 방이 있어 진료를 할 때만 빌려서 사용했다.

콜린과 나는 편안한 가죽 의자에 앉아 상담을 진행했다. 그는 지난 6개월간 극심한 신체 증상을 겪었으며, 최근에 근통성뇌척수염/만성피로증후군 진단을 받았다고 했다. 그는 일도 그만두고 엄청난 좌절감 속에서 해답을 갈망하고 있었다. 끊임없이 질문을 쏟아내는 그의 모습에서 극심한 불안이 느껴졌다. 그런 불안은 치유에 전혀 도움이 되지 않기에 그 지점에서 상담을 시작하는 것이 좋겠다는 판단이 들었다. 1시간여에 걸쳐 나는 신경계를 안정시키는 데 도움이 되는 몇 가지 기법을 가르쳐줬고 몇 주 후 다시 만나기로 약속했다.

일주일 후 콜린이 이메일을 보내왔다. 그는 진료가 유익했으며 내가 해준 말이 자신의 상태를 이해하는 데 많은 도움이 됐다고 했다. 그런데 자신의 상태가 다시 악화됐으며 증상이 예전처럼 아주 심해졌는데 진료를 받을 때까지 완화시킬 수 있는 방법이 없느냐고 물었다. 그날 저녁 나는 전화로 대화를 나누자고 제안했다. 수화기 너머로 콜린의 좌절과 불안이 손에 잡힐 듯이 느껴졌다. 내가 그의 질문에 대답을 할 때마다 그는 연거푸 3가지 질문을 해댔다. 당시에는 잘 몰랐지만 콜린은 조금이라도 평온한 안전감을 느끼고 싶어 안간힘을 썼다.

그런데 이미 살펴봤듯이 그런 태도는 오히려 증상을 악화시킬 수 있다. 콜린은 치유를 위해 자신이 필요로 하는 정반대의 상태에 놓여 있었고 특정 치료를 시도하기 전에 먼저 그의 신경계를 안정시킬 필요가 있었다. 신경언어 프로그래밍neuro-linguistic programing, NLP 중에는 '가정 프레임'이라는 기법이 있다. 이는 일종의 사고 실험과 같은 것으로, 사실이 아닐 가능성도 있지만 무엇인가를 사실로 '가정'하고 행동하는 기법을 가리킨다.

예를 들면, 일상에서 일어나는 모든 일을 무언가 긍정적인 이유 때문에 발생한 것이라고 가정하고 행동하는 것이다. 또는 특정한 상황 속에서 모든 일이 바라는 대로 이뤄질 것이라고 가정하고 행동할 수도 있다. 이 기법을 콜린에게 적용해보면 좋을 것 같았다. 그에게 현재의 신체적 상태가 정신적, 정서적 영향에 의한 직접적인 결과라고 가정하고 행동해보자고 제안했다. 그가 한 주 동안 자신의 신경계를 안정시키는 데 전념한다면 신체 증상에 직접적인 영향을 미칠 수 있을지 모른다고 설명했다.

이런 태도는 그가 자신의 증상에 신경을 쓰거나 걱정하지 않는 것을 의미했다. 또한 과도하게 자신의 증상에 대한 해답을 찾는 데 몰입하지 않는 것을 의미했다. 결과적으로는 이 증상으로 인해 일상이 제한되지 않아야 했다. 물론 자신의 증상과 신체 상태를 무시하라는 의미는 아니었다. 달리 말하면, 마치 콜린의 상태가 양호한 것처럼 가정하고 단지 자신의 증상에 몰입하는 것만 멈춰보자는 것으로 부정적인 생각이 들 때마다 그 생각을 멈추는 것이다.

그러기 위해서는 사고의 흐름을 끊고 다시 훈련하는 기법을 사용해야 했다. 콜린은 잠시 망설였지만 그렇게 하기로 동의했다. 다음 일주일간 특별한 일이 발생하지 않는다면 그 기법을 시도해보기로 한 것이다. 전화를 끊고 나서 나는 일상으로 돌아갔고 그날의 대화에 그다지 신경 쓰지 않았다. 그다음 주 콜린이 클리닉을 찾았을 때 그와 전화로 나눴던 대화가 생각났고 어떤 효과가 있었는지 궁금했다.

그가 진료실로 들어섰는데 마치 전혀 다른 사람처럼 보였다. 얼굴에 화색이 돌았고 눈망울도 맑아졌으며 5년은 더 젊어 보였다. 발걸음도 한결 가벼워 보였다. 콜린은 자신에게 일어난 일이 기적이라고밖에 표현이 안 된다고 말했다. 탈진 상태에서 다시 일어났을 뿐만 아니라 에너지도 충만해졌고 친구들도 만났으며 녹음 스튜디오 작업에도 참여할 수 있었다고 했다. 정말 오랜만에 삶을 즐겼던 것이다. 그는 자신의 변화가 믿어지지 않는다고 말했다. 사실 나 역시 마찬가지였다. 내가 적용한 기법이 효과가 있다는 것은 알고 있었지만 이 정도일 줄은 몰랐다.

나는 우리 안에 얼마나 강력한 잠재력이 있는지 다시 한번 확인할 수 있었다. 그렇다면 콜린의 증상은 오로지 마음에서 기인한 것이며 그 해결책은 생각을 멈추는 것이었을까? 전혀 그렇지 않다. 콜린이 완전히 회복되기까지는 그 사건 이후로도 몇 년이 더 걸렸다. 그는 우리가 이 책에서 공부하는 다양한 원리를 성실히 적용했다. 그럼에도 불구하고 이 사건이 커다란 전환점이 됐음은 부인할 수 없는 사실이다.

## 스트레스란 무엇인가

흔히 스트레스 하면 직장인이 양손에 휴대폰을 들고 황망히 뛰어다니는 모습이 연상되지만 사실은 그보다 훨씬 더 복잡한 문제가 아닐 수 없다. 한때 스트레스는 나약함의 징후처럼 여겨지기도 했지만 최근에는 치열하게 살아가는 사람에게 주어지는 일종의 훈장처럼 받아들여지고 있다. 스트레스를 받지 않으면 삶을 열심히 살지 않는 것처럼 여겨지기도 한다.

스트레스의 개념을 제대로 이해하기 위해서는 먼저 스트레스가 무엇인지 명확히 규정할 필요가 있다. 오스트리아의 저명한 내분비 학자 한스 셀리에의 신체에 대한 스트레스의 영향에 대한 연구가 나오기 이전까지 '스트레스'는 어떤 물체가 수용할 수 있는 한도 이상으로 주어지는 물리적 힘을 가리키는 물리학 용어였다.

### 스트레스의 3가지 유형

스트레스는 매우 복잡한 양상을 보인다. 즉 두 사람한테 동일한 외적 스트레스가 주어지더라도 그에 대한 반응이 다르게 나타날 수 있다. 나의 동료인 하이디 한나 박사는 스트레스를 3가지 유형으로 구분했다.

1. 스트레스 부담 : 물리학적인 정의에서 살펴본 것과 같은 부담을 가리킨다.
2. 스트레스 렌즈 : 우리가 스트레스를 어떻게 지각하는지 가리킨다. 예를 들면, 두 사람이 롤러코스터 앞에 서 있다고 가정하자. 한 사람은 흥분과 모험의 렌즈로 롤러코스터를 바라보는 반면, 다른 사람은 공포와 테러의 렌즈로 주시한다.
3. 스트레스 서명 : 사람의 신경계는 조금씩 다르게 구성되어 있다. 부신이 약하면 스트레스를 받았을 때 그렇지 않은 사람에 비해 탄력성이 떨어질 수 있다. 또한 트라우마를 경험한 경우 거부에 대해 특별히 예민한 반응을

보이거나, 다른 사람이 무시했을 때 심한 스트레스 반응을 보일 수 있다.

한 개인에게 있어 스트레스는 스트레스 부담, 그 부담을 인지하는 관점 또는 렌즈 그리고 그것에 대처하기 위해 필요한 신체적 자원으로 정의된다.

## 스트레스 반응의 이해

스트레스가 어떻게 우리 몸에 영향을 미치는지 이해하기 위해서는 먼저 스트레스의 생물학적 기원을 살펴볼 필요가 있다. '스트레스 반응'으로 알려진 현상은 선사시대까지 거슬러 올라간다. 당신과 나는 모닥불에 둘러앉아 사냥한 들소를 구우며 담소를 나누고 있다. 불현듯 덤불 속에 웅크린 검은 호랑이가 눈에 띈다. 며칠은 족히 굶주린 듯한 표정이다. 그 순간 당신의 몸속에서는 스트레스호르몬인 아드레날린과 코르티솔이 엄청나게 분비된다. 우리에게는 3가지 선택이 있다. 싸우거나 도망치거나 몸이 얼어붙는 것이다. 이 3가지 반응에 대해 자세히 살펴보자.

### 투쟁

우리한테 창과 같은 무기가 있고 싸우고자 하는 의욕이 충만하다면 검은 호랑이에 맞설 수 있다. 만약 당신이 강력한 투지가 있다면 그럴 수도 있을 것이다. 하지만 나라면 그러지 않을 것이다.

### 도피

다음 선택지는 도망이다. 나무 위로 기어오를 수도 있고 재빨리 달아날 수도 있다. 나는 달음박질이 그리 빠르지는 않지만 나라면 이것을 선택할 것이다.

### 경직

만약 검은 호랑이가 아직 우리를 발견하지 못했다면 꼼짝 않고 기다리면서 발각되지 않기를 바랄 수도 있다. 혹시 우리를 발견했더라도 죽은 체하면서 우리가 위협적인 존재가 아님을 호소할 수도 있다(하지만 상대가 몹시 배가 고픈 상황이므로 이 선택은 그리 바람직해 보이지 않는다).

어떤 선택을 하든 우리 몸은 자율신경계의 지휘 아래 놀랍고도 즉각적인 변환을 보인다.[86] 신경계에는 2가지 주요 모드가 있다. 교감신경계의 임무는 우리가 행동을 취할 수 있도록 준비시키는 것이다. 반면에 부교감신경계는 이러한 반응을 안정시키고 신체 계통이 '휴식과 소화'를 진행할 수 있도록 만드는 역할을 한다.

교감신경계의 반응이 일어나면 골격근과 폐의 혈류 양이 1,200%나 증가한다. 우리의 몸은 아드레날린과 코르티솔 같은 호르몬을 발산하고 일시적이나마 초인적인 능력을 갖게 된다. 동시에 소화기의 혈류는 감소하는데, 그래서 스트레스를 받으면 변비나 설사를 하기도 한다.

우리가 검은 호랑이한테 먹히는 상황에서 들소 고기를 소화시키는 것은 생물학적으로 우선순위가 될 수 없다. 운 좋게 검은 호랑이한테서 살아남았다고 가정하자. 안전하다는 사실을 인지하면 막대한 양의 스트레스호르몬을 더 이상 분출하지 않게 되고 근육과 폐의 혈류 양은 정상 수준으로 복귀한다. 이제 다시 소화계에 남아 있는 들소 고기를 소화할 시간이다. 즉 부교감신경계가 재활성화되는 것이다.

쉽게 말해, 이런 2가지 기능적 상태를 스트레스 상태와 치유 상태로 부를 수 있다. 스트레스 상태에서는 교감신경계가 투쟁 또는 도피 반응을 수행하며(부교감신경계의 차단 또는 경직 상태), 치유 상태에서는 부교감신경계가 안정화 반응을 보인다. 이 2가지 상태가 변환되는 과정이 생리학의 핵심이며 이를 통해 인류가 수천 년을 생존할 수 있었다.

스트레스는 생존을 위해서만 필요한 것은 아니다.[87,88] 우리는 스트레스에 적응하며 성장해왔다.[89] 예를 들어, 헬스장에서 역기를 드는 것은 근육에 스트레스를 줌으로써 근육을 키우기 위한 것이다.

스트레스 반응은 부적응을 보일 때 문제가 된다. 부적응적 스트레스 반응이란, 스트레스 반응이 필요하지 않을 때조차 항상 '작동' 상태로 고착된 것을 말한다. 스트레스를 주지 않는 것까지 스트레스를 주는 것으로 인식되어 신경계가 치유에 필요한 상태의 정반대에 머물게 되는 것이다.

## 급성스트레스 vs. 만성스트레스

우리가 선사시대 때 경험한 것은 대개 갑작스럽고 즉각적인 스트레스였다. 주변 환경의 위협으로 우리는 살아남거나 아니면 죽었다. 이런 이유로 신체는 급성스트레스에 대처하도록 진화해왔다. 그런데 오늘날 경험하는 스트레스는 사뭇 다르다. 물론 차에서 내리다 미처 발견하지 못한 자동차에 치일 뻔하는 급성스트레스도 경험할 수 있지만 이건 예외적인 상황이다.

우리의 일상을 한번 그려보자. 알람 소리에 깜짝 놀라 잠에서 깬 후 정신없이 출근 준비를 한다. 집을 나서기 전 정신을 차리기 위해 카페인을 신체에 투입하고 출근길 전쟁에 나선다(때로는 말 그대로 목숨을 걸어야 한다). 직장에 도착하면 여기저기서 날아드는 업무 요청에 일일이 대응하고 수많은 업무를 처리해야 하며 지친 몸으로 하루를 버텨내기 위해 끊임없이 카페인, 당류 등을 섭취한다. 집에 돌아와서도 분주한 일상은 계속된다. 잠자리에 들어서까지 밀려드는 이메일과 소셜미디어를 체크해야 한다.

현대인의 삶은 마치 검은 호랑이를 하루 종일 등에 업고 사는 것과 같다. 그런데 우리는 조상들과 달리 규칙적인 신체 활동을 통해 스트레스를 풀지 않는 경향이 있다.

### 혹시 개구리처럼 살고 있지 않은가

어쩌면 이런 생각을 할지도 모르겠다. '무슨 말인지 다 이해가 돼요. 그런데 저는 전혀 스트레스를 받지 않는다고요.' 문제는 인간한테는 환경에 적응하고 경험을 정상화하는 놀라운 능력이 있다는 사실이다. 이는 우리가 어떠한 환경에서도 살아남을 수 있도록 진화를 통해 얻은 또 다른 능력이다. 나는 개구리 실험을 직접 해보지 않았으며 추천하지도 않는다. 다만 들어봤을 뿐이다. 끓는 물에 개구리를 떨어뜨리면 당장 뛰쳐나온다. 투쟁 또는 도피 반응이 작동해 개구리의 목숨을 살리는 것이다.

그런데 개구리를 찬물에 넣고 서서히 물을 가열하면 죽는 순간까지 물에서 뛰쳐나오지 않는다. 왜 그럴까? 물의 온도가 증가하는 것을 끊임없이 정상화하기 때문이다.

이런 현상은 인간에게도 적용할 수 있다. 우리는 생물학적으로 어떠한 환경에서도 적응하도록 프로그래밍되어 있다. 환자들 중에는 스트레스호르몬이 과도해 가만히 앉아 있지 못하는 경우도 많았다. 나는 그들을 바라보는 것만으로 스트레스를 받았지만 정작 당사자한테는 익숙하고 평범한 일상이었다.

## 피로의 렌즈

이런 상황에서 피로, 특히 심각한 피로는 어떤 의미가 있을까? 아마도 이렇게 생각할지도 모르겠다. '내가 스트레스를 받는다고? 집 밖으로 나가지도 않는데? 예전에는 스트레스를 심하게 느꼈지만 지금은 그에 비하면 훨씬 나아진 것 같아.' 그런데 문제는 의학적으로 설명되지 않는 질병을 겪는 것 자체가 매우 큰 스트레스를 유발한다는 사실이다. 아무리 심각한 질병이라도 예측이 가능할 때는 분명한 진단과 예후를 기대할 수 있다.

하지만 피로는 예측이 불가능하기 때문에 확실한 설명을 기대할 수 없다. 안개 속을 헤매듯 전혀 아무것도 알 수 없는 상황은 신체 계통에 엄청난 스트레스를 준다. 마음속에서는 끊임없이 질문이 솟아오른다. 쉬어야 하나? 그냥 밀고 나가야 하나? 이러다 정신이 돌아버리는 게 아닐까? 사람들은 왜 모든 것을 마음의 문제라고 생각하는 것일까? 자신을 안전하게 지키기 위해 마음은 거의 강박적으로 증상을 재확인하고 이해하기 위해 시도하며 무언가를 해야 할지 또는 말아야 할지 갈등한다.

이런 강박적 유형이 진화하면 일상적이고 간단한 일조차 엄청난 스트레스를 받을 수 있다. 세상 전체가 피로라는 렌즈를 통해 조망되기 때문이다. 스트레스 렌즈는 왜곡되어 있다. 우리는 피로라는 심각한 증상으로부터 자신을 안전하게 지켜내기 위해 심적 프로그램을 만들고 이를 통해 온 세상을 필터링한다. 아동기의 부정적 경험을 통해 프로그램을 구축한 많은 성인들이 특히 이런 강박적인 반응을 보이기 쉽다.[82]

컴퓨터의 운영체계를 떠올려보자. 당신의 컴퓨터가 맥이라면 OS X 운영체계를, PC라면 윈도우 운영체계를 쓰고 있을 것이다. 우리 클리닉의 초기 시절, 회사 컴퓨터 일부가 윈도우 밀레니엄판을 쓰고 있었다. 이 소프트웨어는 정말 문제가 많았는데 몇 개의 프로그램을 동시에 운용하면 충돌을 일으켰다. 그런 이유로 나는 심적 프로그램을 '윈도우 밀레니엄'이라 명명했다. 컴퓨터와 마찬가지로 뇌에는 중앙 통제 프로그램이 있고, 이를 통해 모든 것이 연산되고 처리된다.

예를 들어, 이 세상은 아주 사악하며 서로를 해치려 한다고 믿는 사람이 있다고 하자. 그는 거리에서 스쳐가는 낯선 사람과 평온한 눈빛을 교환하고 가족은 물론 모든 사람이 착하고 친절하다고 믿는 사람과는 전혀 다른 방식으로 세상을 바라보고 이해할 것이다. 피로로 고통받는 사람들은 하루하루를 엄청난 불확실성 속에서 살아간다. 활동량이 조금만 과해도 심각한 증상을 초래할 수 있다. 또한 전문의조차 이 증상에 대해 정확한 설명을 해주지 못하기 때문에 혼란은 더욱 가중된다.

잠시 콜린의 이야기로 돌아가보자. 콜린은 점점 증상이 심해지고 도무지 원인을 알 수 없는 상황이 수개월간 지속되자 피로에 대한 공포와 강박을 갖기 시작했다. 아침에 잠에서 깨면 그는 가장 먼저 신체에 일어난 증상을 점검했다. 문제는 이런 무의식적인 행동이 하루 종일 이어졌다는 것이다. 심지어 지인을 저녁 식사에 초대한 자리에서도 생각을 멈출 수 없었다. '나에게 힘이 남아 있을까? 또 쓰러지는 것은 아닐까?' 이유를 알 수 없는 피로가 이어질수록 스트레스가 늘어났으며 결국 그는 아무것도 할 수 없는 지경에 이르렀다.

만약 피로에 대한 불안감이 그토록 심각한 영향을 미치는지 의구심이 든다면 몸은 실제와 상상을 구별하지 못한다는 사실을 떠올리면 된다. 거미 공포증이 있는 사람은 방 안에 거미가 있을지도 모른다는 말만으로도 실신할 수 있다. 거미 자체가 실신을 유발한 것이 아니라 거미라는 관념이 그런 작용을 하는 것이다. 우리가 좋아하는 음식을 먹는 상상만으로 입안에 침이 고이는 현상도 이와 같은 메커니즘에 의해 발생한다.

## 부적응적 스트레스 반응

지금까지 피로의 신체적인 요인에 대해서 살펴봤다. 심각하면서도 유동적이고 혼란스러운 증상을 유발하는, 의학적으로 설명이 안 되는 질병을 안고 살아가는 것은 신경계에 엄청난 영향을 미친다. 그 결과, 교감신경계는 만성적으로 활성화되고 우리는 치유 대신 스트레스 속에서 생활하게 된다. 스트레스 자체나 스트레스에 대한 신체 반응은 그리 큰 문제가 아니다. 그런데 피로가 겹치면 이러한 스트레스 반응이 부적응적으로 변하는 경우가 많으며 만성적 스트레스 상태에 고착되고 만다. 부적응적 스트레스 반응을 다루는 일이 치유의 여정에서 결정적인 역할을 하는 것도 이 때문이다.

부적응적 스트레스 반응은 세포 내의 에너지 동력실인 미토콘드리아에 직접적인 영향을 미친다. 즉 우리가 부적응적 스트레스 반응 상태에 놓이면 우리 몸은 더 적은 에너지를 생성하게 된다. 따라서 피로를 해독하기 위해서는 이런 부적응적 스트레스 반응 상태에서 벗어나 치유 상태로 들어가야 한다.[90~92]

## 스텝 6. 치유 상태에 돌입하라

신경계를 안정시키는 것은 매우 중요하다. 먼저 다음의 연습을 통해 신경계의 현재 상태를 살펴보자.

# 당신은 스트레스 상태인가, 치유 상태인가

신체는 스트레스 상태 또는 치유 상태, 둘 중 하나에 놓여 있다. 당신의 신경계를 안정시키는 첫 단계는 몸이 어떤 상태에 있는지 파악하는 것이다. 다음의 질문에 답해보자.

1. 피곤하고 초조한가?
2. 밤에 신경을 끄고 잠을 청하는 것이 힘든가?
3. 신체 증상을 점검하고 생각하는 시간이 많은가?
4. 생각이 멈추지 않는가?
5. 긴장을 풀고 몸을 편안하게 하는 것이 힘든가?
6. 음식, 보조제, 약물 등에 민감한 반응을 보이는가?

이 질문에 몇 가지라도 '예'라고 답했다면 당신의 몸은 부적응적 스트레스 반응 상태일 가능성이 크다.

지금까지의 경험에 미뤄볼 때 신체가 치유 상태에 있지 않으면 다른 치료는 효과가 거의 없다. 우리 클리닉에서 기능의학과 심리적인 이중적 접근법을 중시하는 것도 이와 같은 이유에서다. 신체적 측면에서 환자들이 고착 상태에 있어 전혀 증상이 개선되지 못할 때 심리적 측면에서 신경계에 변화를 주면 고착이 풀리는 경우가 많다.

어쩌면 내가 심리치료의 중요성을 지나치게 강조하는 것은 아닌가 하는 우려의 마음이 들 수도 있다. 물론 그것은 나의 의도가 아니다. 다만 내 경험에 비춰볼 때 이 부분이 해결돼야 다음 단계로 넘어갈 수 있다. 사실 이 부분을 간과해서 치유에 실패하는 경우도 적지 않다.

이제 소화계에 대해 알아볼 것이며 신체가 어떠한 과정을 통해 음식을 영양소로 분해해서 미토콘드리아가 에너지를 생성하는지 자세히 살펴볼 것이다.

CHAPTER 9

# 에너지의 원천, 소화기

나는 만성피로로 삶이 망가지기 오래전부터 소화 계통의 문제를 겪기 시작했다. 증상은 심해졌다 다시 나아지곤 했는데, 극심할 때는 말할 수 없이 고통스러웠고 아주 힘든 배변이 이어졌다. 당시 나의 증상을 '위통'이라 불렀는데 위를 제외하고 소화 계통에 대해 아는 것이 거의 없었기 때문이다. 나는 동네 병원을 몇 번 찾아간 이후 위장병 전문의에게 보내졌다. 몇 번의 침습적 검사를 받았고 별다른 이상을 발견하지 못했으며 과민성대장증후군irritable bowel syndrome, IBS이라는 진단을 받았다. 당시 이러한 진단을 받고 매우 실망했던 기억이 난다.

그 후 만성피로증후군이라는 진단을 받았을 때는 '증후군'이라는 증상이 나를 따라다니는 게 아닌가 생각했다. 과민성대장증후군 증상이 심해지면 알약을 처방 받았지만 전혀 효과가 없었다. 내가 기억하는 한 이런저런 검사를 하고 진단을 받는 과정에서 의사는 내가 어떤 음식을 섭취했는지 한 번도 묻지 않았다. 생각해보면 정말 이상한 일이다. 만약 엔진이 아무런 이유도 없이 고장이 났다면 가장 먼저 어떤 연료를 주입했는지 조사해보지 않겠는가.

그 당시 의사가 내게 그런 질문을 했다면 나는 상당량의 설탕, 탄산음료, 초콜릿 등을 자주 먹는다는 사실을 깨달았을 것이다. 가족은 내게 건강식을 먹이려고 했지만 나는 단것을 좋아했고 고집이 무척 셌다. 학교에서는 집에서 싸준 건강식 도시락 대신 초콜릿 바를 먹곤 했다. 몇 년 뒤 만성피로증후군이 발병했을 때 나를 진료한 의사 가운데 선구적인 사고를 지향하는 존 맨스필드라는 의사가 있었다. 그는 내가 어떤 음식을 주로 먹는지 물어봤고 내 몸이 그런 음식을 소화시킬 수 있는지 살펴봤다.

## 당신이 흡수하는 것이 곧 당신

에너지 생성 순환에서 가장 중요한 첫 단계는 무엇일까? 바로 우리가 섭취하는 음식이다. 기원전 460~370년경에 활동한 현대의학의 창시자인 히포크라테스는 '모든 질병은 장에서 시작된다'고 말했다. '당신이 먹는 것이 곧 당신이다'라는 말을 들어봤을 것이다. 이는 일부만 맞는 말로, 엄밀히 언급하자면 당신이 먹는 것이 당신이 아니라 당신이 흡수하는 것이 당신이다.

당신의 피로를 해독하는 데 있어 소화와 흡수 능력은 매우 중요하다. 만약 소화기 계통이 제대로 작동하지 않으면 미토콘드리아는 에너지 생성에 필요한 성분을 제대로 얻지 못하며 모든 균형은 무너질 수밖에 없다.

## 알면 알수록 놀라운 소화기 계통

위장관 또는 소화관으로 알려진 소화계는 단지 위장만 가리키는 것이 아니며 실로 엄청난 면모를 지니고 있다. 혹시 다음의 사실을 알고 있는가?

- 위장관의 길이는 약 9.5m이고 표면적은 30~40$m^2$에 이른다. 이는 소형 아파트 크기와 맞먹는다.
- 위장관을 통해 외부 세계가 신체 내부와 접촉한다. 면역체계의 70~80%가 위장관에 집중되어 있는 것도 바로 그런 이유 때문이다. 위장관의 구조와 기능은 좋은 것(영양분, 물)은 들어오고 좋지 않은 것(그 외 모든 것)은 들어오지 못하도록 설계되어 있다.
- 위장관은 모든 생태계의 고향이라 할 수 있다. 장내 미생물군으로 알려진 수조 개의 미생물이 여기에 자리를 잡고 있다.[93] 이들 박테리아, 바이러스, 균류, 효모균, 기타 유기체는 건강과 안녕을 유지하는 데 있어서 매우 중요한 역할을 담당한다. 체내 미생물 균체는 인간의 모든 세포보다 10배 더 많다.[94]

## 뇌 건강과 직결되는 장 건강

왜 당신의 소화가 피로와 브레인포그brain fog 및 인지 기능 등에 영향을 미치는지 이해하는 데 있어 가장 중요한 부분은 위장관 내에 있는 미생물군과 뇌와의 관계를 이해하는 것이다. 다양한 연구에 따르면, 뇌와 장내 미생물군 사이에는 중추신경계를 통한 양방향 소통이 이뤄지고 있음이 밝혀졌다. 이를 장-뇌 축gut-brain axis이라고 부른다. 최근 들어 많은 학자들이 장을 '제2의 뇌'로 부르기 시작했다. 장내 미생물군의 주요 기능은 소화관벽을 온전한 상태로 보호하는 것이다. 이들 미생물군은 여러 요소에 의해 부정적인 영향을 받을 수 있는데, 여기에는 나쁜 식습관, 스트레스, 일부 약물의 장기 복용 등이 포함된다.

최근의 연구에 따르면, 장내 미생물군의 불균형은 기억, 불안, 기분 및 스트레스 반응의 변화와 관련이 있을 수 있으며 뇌를 보호하는 혈뇌장벽의 건강에 직접적인 영향을 준다고 한다.[95~97,98~102] 결국 장의 문제가 브레인포그, 관절 통증, 습진 등의 증상에 직접적인 영향을 미치거나 그 원인이 될 수 있다.[103]

## 소화 과정

피로를 치유하는 데 있어 소화는 너무나 중요하다. 소화를 최적화하는 방법에 대해 알아보자.

## 스텝 7. 소화 기능을 최적화하라

| 소화기 계통 |

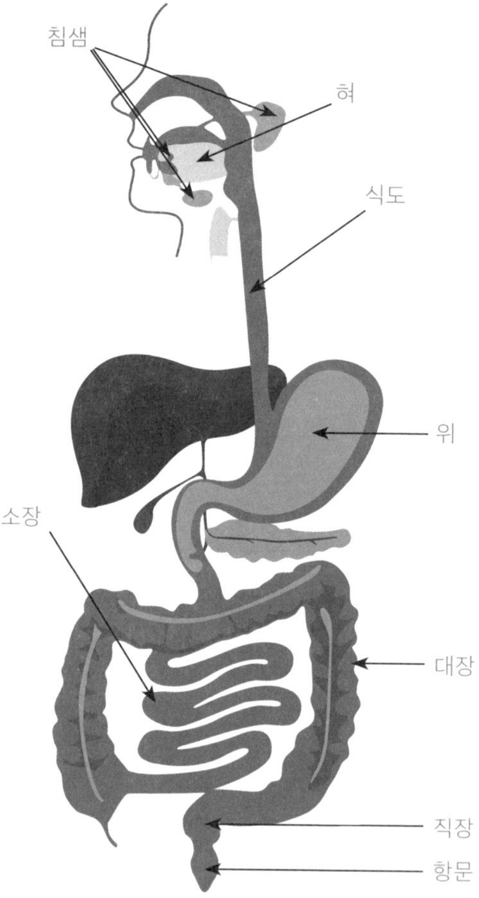


소화계

소화 기능을 최적화하기 위해서는 발생 가능한 다양한 불균형에 체계적으로 접근해야 한다. 당신이 섭취한 음식이 세포에서 에너지를 제공하기까지는 대단히 복잡한 과정을 거치며 그 과정에서 음식의 영양소를 가로막는 많은 장애물이 있을 수 있다. 쉽게 설명해, 소화계 또는 위장관은 서로 연결된 여러 부분으로 이뤄져 있는데 이들은 각기 다른 기능을 수행하며 구강에서 항문까지 길고 굽이치는 관을 형성한다(그림 참조). 그러므로 각각의 단계에서 여러 문제가 발생할 수 있다는 것이다.

소화를 해독하는 가장 쉬운 길은 소화 과정을 따라가보는 것이다. 이를 통해 각 단계에서 어떤 작용이 이뤄지는지 알 수 있다. 더불어 무엇이 잘못될 수 있으며 이를 해결하기 위해 어떻게 해야 하는지 살펴보자.

### 1단계. 입

음식을 입에 넣기 전부터 이미 소화 과정은 시작된다. 음식을 보고 냄새를 맡고 떠올리는 것만으로도 침샘에서는 침이 생성된다. 여기에는 소화 과정의 개시를 도와주는 특별한 효소가 들어 있다. 음식이 입속으로 들어가면 그것을 충분히 씹는 것이 매우 중요하다. 이는 음식의 표면적을 증가시켜 소화효소가 더 잘 분비되도록 돕는 역할을 한다. 음식을 많이 씹을수록 소화가 쉬워지고 영양소도 더 잘 흡수할 수 있다.

#### | 문제 발생 |

음식에 주의를 기울이지 않고 아무 생각 없이 먹다 보면 제대로 씹지 않을 수도 있다. 이동 중이나 텔레비전 앞 또는 회의 중에 음식을 먹을 때가 그렇다. 음식을 제대로 씹지 않으면 소화계의 부담 가중으로 이어진다. 또한 스트레스 상태에서 음식을 먹으면 소화 기능 전체에 영향을 미친다. 그 결과 우리 몸은 '휴식과 회복' 상태가 아니라 교감신경계가 활성화된 상태(투쟁, 도피, 경직)에 놓인다.[104]

**| 문제 해결 |**

음식을 삼키기 전에 각각 20번씩 씹고 몸과 교감할 수 있는 조용하고 쾌적한 장소에서 먹는다. 먹기 전에 신경계를 안정시키는 것도 큰 도움이 될 수 있다.

### 2단계. 위

위는 대략 1.5L의 용량을 가지고 있다. 위는 매일 약 2L의 위액을 생성하는데 이는 음식의 분해뿐 아니라 체내 침투를 도모하는 유해한 박테리아와 세균을 죽임으로써 면역 반응에 중요한 역할을 담당한다. 위세포는 염산, 점액, 소화효소를 생성하는데 음식의 분해를 촉진해 죽과 같은 유미즙으로 만든다.

**| 문제 발생 |**

진료의의 검진이 필요한 상황이 발생할 수 있다. 여기에는 식도열공탈장, 위궤양, 위염, 헬리코박터 파일로리균 감염, 위암, 악성빈혈 등이 포함된다. 우리는 여기서 염산 및 소화효소가 충분히 생성되고 있는지 눈여겨봐야 한다. 만약 이들 요소가 적정 수준으로 생성되지 못하면 소화가 덜

된 음식이 소장으로 들어가게 된다. 완벽한 식단이라 할지라도 위관에서 흡수할 수 있을 정도로 음식물을 작은 영양소로 분해하지 못하면 문제가 생길 수 있다.

| 문제 해결 |

이 단계에서 문제가 있다는 징후가 보이면 적절한 진료와 치료를 받는 것이 중요하다. 또한 염산 및 소화효소의 수준을 측정하는 것도 중요하다. 만약 이들이 부족할 경우, 보충제를 복용함으로써 상당한 개선 효과를 기대할 수 있다. 위에 음식을 과도하게 공급하지 않는 것 또한 매우 중요하다. 한번에 너무 많은 양의 음식을 먹으면 정상적 수준의 염산 및 소화효소로도 충분히 분해하지 못할 수 있으며, 결국 음식을 제대로 소화하지 못하게 된다.

### 3단계. 소장

소장은 긴 관으로 길이가 대략 7m에 이르며 무작위의 구불구불한 모양을 하고 있다. 위와 연결되는 소장의 가장 윗부분에서는 비장과 췌장이 소화를 돕는 효소를 분비한다. 소장에는 면역세포가 고도로 집약되어 있으며 면역력이 과잉 반응을 보일 경우 식품불내증food intolerance을 경험할 수 있다. 반대로 면역력이 충분하지 못할 때는 감염을 일으키기 쉽다.

대부분의 영양소는 소장에서 흡수되는데 내벽에서 안쪽으로 돌출된 작은 손가락 모양의 융모라는 구조를 통해 이뤄진다. 1mm$^2$당 30개 정도의 융모가 있는데 각각의 융모는 다시 미세 융모로 뒤덮여 있다. 이를 통해 영양소 흡수가 가능한 표면적을 최대화한다. 바로 소장 내 융모를 통해 음식이 몸속으로 흡수되는 것이다.

4시간마다 '이동성 운동 복합체migrating motor complex, MMC'가 소장을 휩쓸고 지나가는데 이는 일종의 장기를 청소하는 과정과 같다. 배가 꾸르륵대는 느낌을 받는다면 장기가 제대로 작동하고 있다는 신호다.

| 문제 발생 |

피로 환자들이 흔히 경험하는 소화 문제는 증가된 창자 투과성 또는 '장누수leaky gut'로 알려져 있다.[105,106] 이는 장의 벽을 구성하는 융합막이 불안정해짐으로써 장 건강에 문제가 발생했음을 의미한다. 장누수가 발생하면 특정 분자만 체내로 통과시키는 시스템이 잘 작동하지 않음으로써 소화가 안 된 음식 입자, 병원균, 독소 등의 침투가 증가된다. 우리의 면역체계는 혈액 속에서 낯선 물질을 발견할 경우 면역반응을 활성화하는데, 이는 염증으로 이어질 수 있다.

창자 투과성 수준이 높아질수록 그리고 미확인 요소들의 체내 침투가 많아질수록 면역 활성화, 감염, 음식 및 화학물질 과민증 등이 발생할 가능성이 커진다. 이는 다시 악순환으로 이어진다. 체내에서 감염과 면역 활성화가 커질수록 장벽이 손상될 위험성이 커지고(이는 영양소 흡수의 약화로 이어진다) 미토콘드리아의 건강과 에너지 생성에 부담이 가중된다. 그렇다면 장누수는 어떻게 발생하는 것일까?

이에 대해서는 다양한 이론이 제시되고 있는데 가장 흔한 원인은 장내 미생물(체내의 박테리아 생태계)의 불균형으로, 장내 불균형으로도 불린다.[107] 최근에는 장내 불균형의 원인으로 균류 과다 증식을 유발하는 효모균의 일종인 칸디다균이 지목됐다. 나 역시 공격적인 항칸디다균 치료를 받았다. 어쩌면 그 여파로 장내 미생물군에 장기적인 손상이 있지 않았나 싶다.

최근에는 장 건강에 대한 많은 연구가 이뤄지고 있다. 특히 소장 내 세균 과다 증식small intestinal bacterial overgrowth, SIBO에 대한 관심이 집중되고 있다. 이는 대장에 비해 상대적으로 무균 환경으로 여겨지는 소장에서 '좋은' 박테리아와 '나쁜' 박테리아가 과다 증식하는 현상을 말한다.[108~111]

### | 문제 해결 |

칸디다균과 같은 균류의 과다 증식, 소장 내 세균 과다 증식과 같은 박테리아의 이상 증식, 장내 불균형 또는 미생물 불균형 등의 문제를 안전하고도 효과적으로 해결하기 위해서는 숙련된 전문의의 도움이 필요하다. 다양한 항균제 요법이 매우 효과적이며 소장 내 세균 과다 증식에 대해서는 특정 항생제가 효과적이다(소화관 이상으로는 흡수가 되지 않아 소화계에 대한 불필요한 부작용이 적다).

최근 들어 패러다임의 변화가 일어나고 있는데 '나쁜 박테리아'를 제거하는 데 초점을 맞추기보다 장내 미생물군의 건강한 균형 상태를 유지하도록 돕는 것이 중요하다고 보는 것이다. 즉 장내에 유익한 환경을 조성하는 것이 필요하다. 이를 위해서는 올바른 식습관을 통해 좋은 박테리아와 점액질의 증식을 도와야 한다. 또한 장내 박테리아의 다양성을 유지하는 것이 가혹하게 박테리아를 제거하는 것보다 훨씬 효과적이라는 사실을 명심해야 한다.

장내 불균형을 치료하는 데에 우리가 섭취하는 식단이 매우 중요한 역할을 한다. 당류나 과도한 탄수화물은 나쁜 박테리아의 먹이가 되므로 섭취를 피해야 한다. 특히 정제된 탄수화물은 피로 환자들에게 아주 해로울 수 있다. 일례로 포드맵FODMAP(발효당, 올리고당, 이당류, 단당류, 당알코올) 식품군을 꼽을 수 있다. 포드맵 성분은 살구, 사과부터 우유, 염소젖, 캐슈너트, 병아리콩에 이르기까지 다양한 식품에 들어 있다. 이들 식품은 경우에 따라서 식품불내증을 유발할 수 있다.

### 4단계. 대장

대장은 소장의 4분의 1 크기로 길이는 대략 1.5m이며 결장, 직장, 항문으로 이뤄져 있다. 음식은 섭취한 지 대략 8시간 만에 대장에 도착하는데 음식 전체가 완전히 소거되는 데는 일주일까지 걸릴 수 있다. 대장에서는 물을 흡수하고 대변을 만든다. 일반적으로 하루에 1~2회 배변하되 대변은 너무 묽거나 단단하지 않아야 한다.

대장에는 장내 미생물군의 대다수가 살고 있다. 미생물군은 탄수화물의 소화를 돕고 이를 장내벽세포 및 신체 곳곳을 위한 연료로 변환시키며 매우 다양한 역할을 수행한다. 또 비타민을 생성하고 장내벽을 보호하며 장-뇌 축의 작동을 지원하면서 기분에 영향을 미친다. 이 밖에 건강한 면역체계를 유지하는 데도 도움을 준다.

**| 문제 발생 |**

대장에서는 여러 문제가 발생할 수 있다. 대표적인 것으로 염증성 장질환inflammatory bowel disease, IBD, 게실증, 충수염, 내장 종양, 크론병(소화관을 공격할 수 있다) 등이 있다. 뿐만 아니라 소장과 마찬가지로 칸디다균과 같은 장내 불균형 문제가 발생할 수 있다. 때로는 기생충 문제를 경험할 수도 있다. 이들 유기체가 우리 몸을 숙주로 삼아 기생하면서 국지적인 증상을 유발하거나 피로, 발열, 독감 같은 전신 증상을 일으킬 수 있다. 우리가 특별히 관심을 가져야 하는 것은 배변의 빈도다. 배변이 너무 뜸한 변비와 묽은 변을 자주 보는 설사까지 주의 깊게 살펴야 한다.

**| 문제 해결 |**

소장에 적용 가능한 원칙을 대장에도 대부분 적용할 수 있다. 다만 기생충과 같은 문제는 특화된 치료법이 필요한데 기생충을 없애는 항균제처럼 추가 감염을 막기 위한 조치가 필요하다. 기생충 감염은 애완동물, 물로 씻지 않은 음식, 손과 입을 통한 전염 등으로 발생할 수 있다.

건강한 미생물군을 유지하는 것이 매우 중요하므로 장내 '유익한' 박테리아를 공급하고 프로바이오틱스를 섭취하면 좋다.

배변의 양이나 빈도에 문제가 있을 때는 원인을 찾아 치료해야 하는데 이를 위해 섬유질이 풍부한 음식을 먹고 수분을 충분히 공급하며 식품불내증을 해결하려는 노력이 필요하다.

소화 기능과 관련해 발생할 수 있는 다양한 문제를 해결하는 데는 기능 의학에 해박한 영양사의 도움을 받는 것도 큰 효과를 볼 수 있다.

### # 소화 과정 체크리스트

1단계. 입

- 음식을 충분히 씹는 편인가? (한 번에 20회 정도)
- 음식을 먹는 중간중간 잠깐씩 쉬는 편인가?
- 조용하고 여유로운 환경에서 음식을 먹는가?
- 음식을 먹는 동안 신경계는 편안하고 안정적인가?

2단계. 위

- 위장에 문제가 있을 경우 식도열공탈장, 위궤양, 위염, 헬리코박터 파일로리균 감염, 위암, 악성빈혈 등을 검사했는가?
- 염산 및 소화효소는 충분한 수준인가?

3단계. 소장

- 브레인포그 또는 식품불내증과 같은 장누수 증후군의 징후가 있는가?
- 음식을 먹고 나면 복부 팽만감을 느끼는가? 소장 내 세균 과다 증식 또는 장내 불균형에 대한 검사를 받아본 적이 있는가?

4단계. 대장

- 대장과 관련해 지속적인 문제가 있다면 염증성 장질환, 게실증, 충수염, 내장 종양, 크론병 등에 대한 검사를 진행하는 게 좋다.
- 애완동물을 키우거나 동물과 관련된 일을 하는가? 완벽하게 소독 처리되지 않은 물속에서 수영한 적이 있다면 기생충에 노출됐을 가능성이 있다.
- 하루에 적어도 1회 적당한(너무 묽거나 딱딱하지 않은) 굳기의 대변을 보는가? 변비나 설사의 문제는 없는가?

요컨대 소화 기능을 치유하는 것은 복잡하고도 어려운 과정일 수 있다. 하지만 손쉽게 개선할 수도 있는데 가장 간단한 방법은 식단을 조절하는 것이다.

이제 신체 계통 중에서 호르몬을 살펴보도록 하자. 그중에서도 특별히 에너지 비축 시스템이 어떻게 작동하는지 알아보자.

CHAPTER 10

# 호르몬과 신체 에너지

캐런이 처음 우리 클리닉을 찾아왔을 때 그녀는 매우 절박한 심정이었다. 그렇다고 피로 때문에 일상을 살아갈 수 없는 정도는 아니었다. 그녀는 엄마이자 주부 그리고 프리랜스 인테리어 디자이너로 바쁘게 살아가고 있었다. 하지만 자신의 생활 패턴이 증상을 악화시키는 건 아닌지 걱정스러웠다. 캐런의 초진 설문지를 검토하면서 가장 주목했던 것은 음식과 생활방식에 관한 응답이었다. 캐런은 하루 평균 5잔의 커피를 마셨고 설탕이 든 과자를 여러 번 먹었다. 정말 힘들 때는 에너지 드링크에 의지했다. 몇 시간마다 그녀의 몸에는 일종의 자극제가 투여된 셈이다.

캐런에게 이런 식습관에 대해 질문하자 그녀는 전형적인 대답을 했다.

"특별히 커피나 초콜릿을 좋아하는 건 아니지만 하루를 버텨내기 위해서는 에너지 충전이 필요했어요. 그런 것에 의지하지 않으면 일상을 살아내는 게 쉽지 않았거든요."

일반적으로 피곤할수록 흥분제에 의존하게 되고 그 결과 피곤이 가중된다. 캐런의 몸 상태를 이해하기 위해서는 호르몬, 특히 부신호르몬이 어떻게 작동하는지 알아야 했다.

## 신체의 에너지 비축 시스템

에너지 공급은 하루 중 여러 시점에 따라 다양한 방법으로 변동한다. 이때 순간순간 에너지 수준의 균형을 결정하는 요인이 바로 호르몬이다. 이렇게 생각해보자. 상황에 따라 신체 계통이 필요로 하는 에너지의 양에는 차이가 있을 것이다. 가만히 자리에 앉아서 업무를 보거나 소파에서 쉴 때는 적은 양의 에너지가 필요하다. 하지만 중요한 회의에 참석해 진땀을 빼거나 헬스장에서 운동을 할 때는 필요한 에너지의 양이 상당히 높을 것이다.

이런 추가적인 에너지를 공급하는 역할을 담당하는 것 중에 부신이 있다. 부신은 콩팥 위쪽에 각각 자리 잡은 작은 삼각형 모양의 내분비선이다. 이들은 신진대사와 혈압의 관리를 도울 뿐 아니라 신체의 스트레스 반응도 담당한다. 신체가 스트레스에 놓이면 부신은 코르티솔, 아드레날린과 같은 호르몬을 방출하고 신체가 스트레스에 반응하는 데 필요한 에너지와

| 부신 스트레스의 순환 |

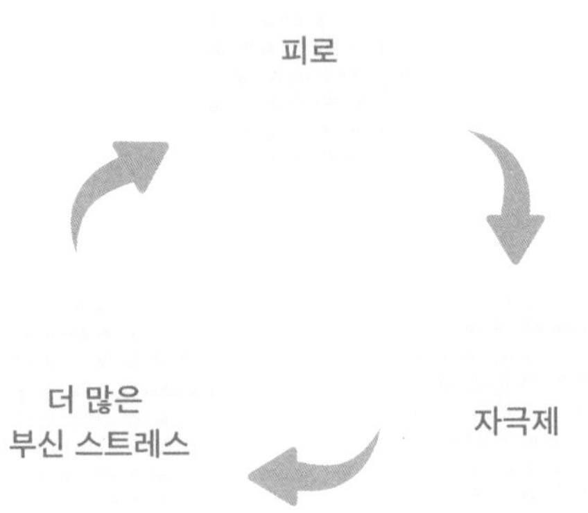


연료의 공급을 일시적으로 급증시키는 역할을 한다.

캐런의 경우에서 알 수 있듯 악순환은 부신과 함께 진행되는 경향이 있다. 결국 피곤해질수록 부신은 더욱 열심히 작동해야 한다(그림 참조). 그다음 에너지를 보충한다. 과도한 운동, 설탕, 카페인, 에너지 드링크 또는 가능한 것을 이용해 단기적인 '에너지' 충전을 시도한다. 그런데 이는 진정한 에너지가 아니며 이후 대가를 치러야 한다.

자극제에 의존하면 그 결과 혈당이 생성되고 심한 에너지 변동이 발생하며 이를 바로잡고 균형을 맞추기 위해 부신이 끊임없이 개입하게 된다. 시간이 지나면서 부신은 압박을 받게 되고 결국 부신 기능이 저하되면서 피로가 뒤따른다. 단기적으로 부신의 작용을 부양하는 것을 과도하게 사용하면 장기적으로는 피로 증상을 악화시킬 수 있다. 물론 모든 자극제가 전혀 효용이 없다는 것은 아니다. 다만 이러한 자극제를 에너지원으로 의존하면 그 자체가 피로의 직접적인 원인이 될 수도 있다는 말이다.

## 부신 피로

'부신 피로adrenal fatigue'라는 용어와 관련해 여전히 논란이 있다는 사실을 알고 있는가? 이는 피로 환자들이 호르몬 분비 감소(특히 코르티솔)를 보이는 것에 대한 상반된 연구 결과가 계속해서 나오고 있기 때문이다.[112] 이 책에서 언급하는 부신 피로는 시상하부-뇌하수체-부신 축hypothalamic pituitary adrenal axis, HPA의 재균형을 설명하기 위한[113,114] 일종의 은유로 받아들이면 좋을 것 같다.

이 책에서 말하는 부신의 '영향'과 의학적 진단을 거친 부신의 '질환' 사이에는 큰 차이가 있다. 예를 들어, 부신 질환으로는 에디슨병과 쿠싱병이 있다(에디슨병은 부신이 충분한 코르티솔을 생산하지 못할 때 발병하고 쿠싱병은 코르티솔이 심각하게 과다 생산되는 경우다).

하지만 내가 말하고자 하는 것은 부신호르몬의 기능적 차이다. 다시 말해, 일상적인 기능에 영향을 미치는 차이를 가리킨다. 부신호르몬의 기능적 차이는 삶의 질에 막대한 영향을 미칠 수 있다. 적절한 에너지 수준을 유지하기 위해서는 건강한 부신과 시상하부-뇌하수체-부신 축의 기능에 전반적인 지원이 필요하다.

## 6가지 호르몬 균형 유지법

호르몬의 균형을 유지하기 위해서는 다각적으로 접근해야 한다. 그렇지 않으면 문제를 악화시킬 수도 있다.

### 1. 스트레스 부담을 줄여라

첫 번째 단계는 부신의 활동을 촉발하는 외적 스트레스를 제거하는 것이다. 몸이 치유되기 위해서는 무엇보다 치유 상태에 들어가야 한다. 그렇지 않으면 부신이 촉발되어 새로운 스트레스 요인에 대응해야 하는데 자칫하면 모든 노력이 수포로 돌아갈 수 있다.

### 2. 자극제를 끊어라

캐런의 사례를 살펴봤듯이 부신 기능이 저조하면 이를 만회하기 위해 단기적인 자극제를 사용하기 쉽다. 문제는 그것이 진정한 에너지 보충이 아니기 때문에 더욱 상태가 악화될 수 있고 전반적인 피로 문제가 심각해질 수 있다. 다음은 일시적인 에너지원으로 사용했을 때 증상을 더욱 악화시킬 수 있는 식품이다.

- 카페인
- 당류
- (카페인과 당류가 모두 함유된) 에너지 드링크
- 기분 전환 약물
- 과도한 탄수화물, 특히 정제된 탄수화물

우리의 식단과 생활방식에서 이들 성분을 몰아내기 위해서는 단계적이면서 점진적인 접근이 필요하다. 한편 탈진은 몸이 현재의 상태를 전달하는 유용한 정보일 수 있으며 이런 정보는 치유를 향한 첫 단계가 될 수 있다.

### 3. 혈당 균형을 유지하라

먼저 거듭 강조하고 싶은 중요한 것이 있다. 당신이 섭취하는 다량 영양소(단백질, 지방, 탄수화물)의 균형이 혈당 안정성 또는 혈당수치(혈중 당의 양)에 중요한 영향을 미친다는 사실이다. 혈당은 에너지 수준을 유지하는 역할을 담당하는데 혈당이 균형을 잃게 되면 부신이 작동해 다시 균형을 맞춘다.

#### # 혈당의 모든 것

건강을 위해 적정 수준의 혈당수치를 일정하게 유지해야 한다. 건강한 혈당수치를 유지하기 위해 몸은 인슐린과 글루카곤이라는 2가지 호르몬을 분비한다. 우리가 섭취한 탄수화물은 포도당 분자로 분해되어 혈류 속으로 흡수된다. 신체는 혈당수치가 증가하게 되면 췌장에서 인슐린을 방출한다. 인슐린은 포도당을 혈액에서 세포로 실어 날라 에너지로 쓰게 하고 나머지는 근육, 지방세포, 간에 저장한다.

혈당수치가 적정 수준 아래로 내려가면 신체는 글루카곤을 방출하는데 이는 저장된 포도당을 다시 혈류 속으로 방출시킨다. 이러한 과정을 통해 혈당수치가 균형을 이룬다. 특히 탄수화물 위주의 음식을 먹고 나서 혈당수치가 급격히 증가하면 췌장은 과잉 반응해 과도한 인슐린을 생산하기도 한다. 그러면 혈당수치가 급격한 감소를 보이고 정상적인 기능을 수행하는 데 지장을 초래할 수 있다. 이러한 현상을 저혈당이라 부른다.[115]

저혈당은 허기, 과도한 발한, 어지러움, 피로, 시력 저하, 떨림, 가슴 두근거림, 짜증, 집중력 저하 등의 다양한 증상을 유발하며 스트레스호르몬을 방출하기도 한다. 혈당수치의 균형을 유지하기 위해 우리 몸은 점점 더 많은 인슐린을 생산함에도 불구하고 인슐린 효과에 점점 덜 민감하게 반응한다. 이런 현상은 흔히 과체중일 때 발생한다. 췌장이 혈당수치를 조절하는 데 인슐린을 충분히 생산하지 못하면 장기적으로 고혈당으로 이어지고 당뇨병으로 귀결된다.[116]

일상에서 혈당수치를 안정화하기 위해서는 올바른 식습관이 필요하다. 예를 들어, 규칙적인 취식, 자극제 피하기, 끼니마다 단백질과 섬유질, 건강한 지방 챙겨 먹기, 혈당지수가 낮은 음식 섭취하기 등이다.[117] 여기서 혈당지수란, 특정 음식이 혈당수치에 미치는 영향을 보여주는 척도다.

## 4. 장을 치유하라

앞서 장내 염증을 유발할 수 있는 잠재적 요인에 대해서 알아봤다. 장내 염증은 면역 반응성, 식품불내증, 박테리아 불균형 그리고 기생충 또는 소장 내 세균 과다 증식 등에 의해 발생한다. 또한 장내 염증은 창자 투과성 또는 장누수의 증가로 이어질 수도 있다. 장내 염증이 생기면 코르티솔이 분비되어 염증을 누그러뜨리고 항염증 작용을 돕는다. 그런데 염증의 부담이 클수록 코르티솔의 수요가 커지고 이는 부신에 대한 압력 증가로 이어진다. 이러한 악순환이 계속되면 부신이 피로해지고 항염증 지원을 제대로 하지 못해 염증 순환이 영구화된다.

소화 건강을 개선하고 전반적인 염증 수준을 낮추면 부신과 코르티솔의 생산에 대한 부담을 줄일 수 있다. 쉽게 말해, 균형을 되찾을 수 있는 기회를 부여하는 것이다. 부신에 여유가 생기면 몸은 염증을 줄일 수 있는 여력이 커지고 신진대사 지원과 에너지 생산 같은 다른 기능에 부신을 활용할 수 있다.

이처럼 피로를 회복하는 과정은 서로 밀접하게 연결되어 어느 한 부분이 개선되고 재균형을 이루면 다른 부분에도 긍정적인 영향을 미친다.

## 5. 생체리듬의 균형을 유지하라

신체는 하루의 여러 시점에서 각기 다른 호르몬이 필요한데 이를 어떻게 알 수 있을까? 예들 들면, 부신이 건강하게 기능할 때 코르티솔의 분비가 가장 활발한 시점은 아침이며 이후 점차 양이 감소한다. 이와 반대로 멜라토닌 수준은 아침에 가장 낮으며 저녁이 되어 잠자리에 들 무렵 양이 증가해 새벽 2~5시경에 절정을 유지한다. 이 모든 변화는 우리의 생체 리듬이 만들어낸 결과물이다.[119~121] 하루의 주기에 맞춰 몸이 자연적으로 여러 순환을 조절하는 과정인 것이다.

생체리듬에 영향을 미치는 요인으로는 식사 시간, 운동 시간, 수면 시간 등이 있다. 특히 중요한 것은 하루의 여러 시점에서 햇빛이 우리 눈에 비치는 양이다. 이는 호르몬 생성에 직접적인 영향을 미친다. 잠시 선사시대를 떠올려보자. 낮 동안 사람들은 매우 활동적이다. 사냥도 하고 잘 곳도 만들고 끊임없는 외부의 위협으로부터 나와 가족을 보호해야 한다. 정신을 바짝 차리고 언제라도 행동할 준비를 갖추고 있어야 한다. 아침에 태양이 솟아오르면 인간의 몸은 잠에서 깨어 코르티솔의 분비를 늘리고 멜라토닌 생성을 줄인다.

이와 마찬가지로 치유와 회복을 하고 다음 날 활동을 준비하기 위해서는 밤이면 긴장을 풀고 푹 쉬어야 한다. 사람의 몸은 어두운 밤이 되면 신경을 끄도록 진화됐다.[122] 이러한 역할을 하는 게 바로 호르몬으로 어둠이 깃들면 멜라토닌이 증가하고 코르티솔이 감소한다.

지난 수천 년간 이어져온 생체리듬이 오늘날 밤새 지속되는 불빛에 노출되면서 엉망이 되고 말았다. 인류는 지구에서 25만여 년 전부터 살아왔고, 토마스 에디슨이 세상을 뒤바꾼 백열전구를 발명한 것은 불과 150년 전이다. 진화적으로 볼 때 이는 유전 역사에서 한순간에 불과하다. 인간의 몸이 적응하기에는 턱없이 부족한 시간이다.

호르몬의 생산과 생체리듬을 방해하는 것은 백열전구만이 아니다. 밤이 되면 텔레비전을 비롯해 휴대전화, 태블릿을 본다. 많은 사람들이 잠자리에 드는 순간까지 휴대전화를 들여다본다. 전자기기가 방출하는 블루라이트는 우리 몸에 직접적인 영향을 미쳐 멜라토닌의 생성을 감소시킨다.[123~126] 생각해보면 이러한 행동의 변화는 수십 년밖에 되지 않았다. 종(種)이 환경의 변화에 유전적으로 적응하는 데는 수백만 년의 시간이 걸릴 수 있다. 인간의 기술은 빛의 속도로 진화할 수 있을지 몰라도 신체는 그렇지 않다.

따라서 호르몬의 균형을 유지하려면 생체리듬을 지원해야 한다. 낮 동안은 충분한 양의 햇빛을 받아들이고, 저녁에는 인공적인 빛에 지나치게 노출되는 것을 삼가고 특히 전자기기를 피해야 한다. 물론 전자기기의 사용을 끊는 것은 쉽지 않을 것이다. 연구에 따르면, 만성적으로 야간에 인공적 빛에 노출됨으로써 야기되는 생체리듬 조절 이상은 심리적인 기능과 심혈관, 신진대사 기능에 부정적인 영향을 미친다.[127,128]

모니터에서 나오는 블루라이트는 멜라토닌의 분비를 저해하고 생체시계에 영향을 미치는데, 불빛이 그리 밝지 않은 경우에도 마찬가지로 적용된다.[129,130] 따라서 밤에는 블루라이트 차단 안경을 착용하는 게 도움이 될 것이다. 한 연구에 따르면, 단기 야간근무를 하면 만성피로증후군을 겪을 때와 유사한 수준의 호르몬이 분비된다고 한다. 이런 면에서 생체리듬을 지키는 것은 건강을 위한 출발점이라 해도 과언이 아니다.[131]

### 6. 부신을 지원하라

부신 건강을 지키기 위해서는 추가적인 지원이 필요할 수 있는데 전문의와의 상담이 중요하다. 때로는 추가적인 검사가 필요할 수도 있으며 자신한테 맞는 적합한 치료법을 찾아야 한다.

- 비타민C, 마그네슘, 판토텐산 등의 비타민과 미네랄
- 로디올라, 아슈와간다, 레몬밤, L-테아닌 등
- 소 부신 추출물을 제공하는 분비선 보충제
- 생체동일호르몬(자연발생적인 내생호르몬과 같은 구조를 갖고 있어 호르몬과 호르몬수용체 간의 '자물쇠와 열쇠' 시스템을 이용하면 건강에 도움을 줄 수 있음)

#### # 갑상샘에 대한 짧은 고찰

내분비계의 또 다른 주요 측면인 갑상샘에 대해 살펴보자.

갑상샘 역시 신진대사에서 매우 중요한 역할을 담당한다. 피로 환자들, 특히 여성 환자들 중에는 갑상샘 기능 저하로 고생하는 사람이 많다. 갑상샘 역시 에너지 수준에 적지 않은 영향을 미친다.

갑상샘 저하는 부신 문제보다는 전통적인 의료 검사를 통해 발견하게 될 가능성이 크다. 단순히 다량의 갑상샘호르몬을 주입한다고 해서 갑상샘 기능 저하가 완벽하게 치료되는 것은 아니며 오히려 더 큰 문제를 야

기할 수도 있다. 모든 건강 문제는 다양한 차원에서 접근하는 통합적 치료가 필요하다.

## 악순환을 선순환으로

한쪽의 기능이 약해지면 다른 쪽의 기능이 약화되는 악순환이 일어날 수 있다. 예를 들면, 코르티솔의 분비가 감소하면 전신 항염증 지원이 부족해지고 염증 부담의 증가로 이어진다. 그러다 미토콘드리아 손상이 증가하고 에너지 생산에 부정적인 영향을 줌으로써 피로가 증가한다. 여기서 한 가지 강조하고 싶은 것이 있다. 코르티솔의 분비가 감소되면 소화계의 염증에 영향을 미치고 이는 다시 전체적인 에너지 감소로 이어지는 악순환이 일어날 수 있다는 것이다.

이와 마찬가지로 선순환 역시 일어날 수 있다. 긍정적인 방향으로 나아가게 도와주는 치유의 여정에서 비교적 손쉽게 적용할 수 있는 몇 가지 방법을 제시하겠다. 예를 들면, 자극제의 사용을 줄이거나 밤늦게 휴대전화를 들여다보지 않는 것부터 시작할 수 있다. 그렇게 되면 잠을 잘 자게 되고 아침에 가벼운 기분으로 일어날 수 있다. 또 아침에 더 많은 햇빛을 받게 될 것이며 아침 에너지가 점진적으로 개선될 것이다.

에너지가 늘어나면 식습관도 좋아지고 이것이 소화기의 개선으로 이어지며 염증을 줄일 수 있다. 그러다 보면 어느 순간 자극제를 멀리하고 또 자극제가 필요 없는 자신을 발견하게 될 것이다. 모든 것을 한꺼번에 바꿀 수는 없다. 그저 실행 가능한 효과적인 방향으로 서서히 바꿔 나가면 된다.

다음으로 마지막 신체 계통에 대해서 알아보자. 면역체계가 당신의 에너지에 미치는 영향에 대해 살펴볼 것이다. 먼저 지난 10여 년간 의학계의 최대 사건 중 하나에 대해 생각해보고자 한다.

CHAPTER 11

# 피로와 면역체계

2009년 10월의 어느 이른 아침이었다. 나는 사무실 책상에 앉아 이메일을 확인하고 있었고 밖은 아직 어둠에 묻혀 있었다. 같은 내용의 이메일이 10여 통이나 있었고 휴대전화에는 지난밤에 도착한 메시지가 여럿 있었다. 바로 전날 〈사이언스〉에 기념비적인 연구 논문이 게재된 모양이었다. 논문에 의하면, XMRVxenotropic murine leukemia virus-related virus로 불리는 감염체가 만성피로증후군의 원인일 수 있다는 것이었다.

논문의 저자들은 101명의 만성피로증후군 환자 중 75% 이상에서 XMRV를 발견했다고 주장했다. 그 논문이 시사하는 바는 분명했다. 그들은 만성피로증후군의 단독 원인을 발견했다고 믿었다. 물론 그것은 대단한 뉴

스였다. 모든 언론이 이 소식을 보도했고 사람들은 나의 생각을 묻기 시작했다. 그런데 논문을 읽을수록 뭔지 모르게 석연치 않은 느낌이었다. 논문에서 주장하는 내용은 명확해 보였지만 나의 전문적인 경험과는 들어맞지 않았다.

해가 떠올랐고 나는 우리 클리닉의 공식적인 의견에 대한 원고를 마무리했다. 나는 조심스럽게 표현을 선별했지만 왠지 끝이 좋지 않을 것 같은 예감이 들었다. 처음에는 연구 대상자의 선정에 문제가 있지 않았을까 하는 생각이 들었다. 우연의 일치로 그들이 모두 XMRV에 노출됐던 것이 아닐까 하는 의구심이 들었다. 하지만 자세히 살펴보니 선정 과정에는 문제가 없었다.

그 후 일부 피로 전문가들은 이 연구 결과를 인용하며 그다지 유익하지 않은 '마음 대 몸' 논쟁에 불을 붙였다. 그들은 만성피로증후군 환자에게서 XMRV를 발견한 것은 우리처럼 몸과 마음을 함께 치료하려는 접근법이 틀렸다는 것을 보여주는 확실한 '증거'라고 주장했다. 나는 대화방에서 오가는 저속한 댓글을 보면서 크게 실망했다.

그로부터 2년 후인 2011년 12월에 놀라운 반전이 일어났고 결국 〈사이언스〉에 실린 모든 연구 결과는 철회됐다. 공문은, '저자들의 실험실을 포함한 다수의 실험실에서 만성피로증후군 환자로부터 XMRV 또는 기타 MRV를 신뢰할 만큼 검출하는 데 실패했다. 뿐만 아니라 논문에 등장하는 다수의 특정 실험에서 품질 관리가 제대로 이뤄지지 않았다는 증거가 발견됐다.'라고 언급했다.

이후 연구의 저자 중 한 명인 주디스 미코비츠 박사는 더 큰 의혹에 휩싸였다. 일부 연구자들은 쥐 실험 도중 실험실에서 XMRV가 돌발적으로 발생했음을 밝혀냈다. 애초에 이 바이러스가 그 어떤 참가자도 감염시킨 사실이 없었을지도 모른다는 것이었다. 미코비츠 박사의 명예는 땅으로 떨어졌다. 최근 그녀는 코로나19와 관련한 불건전한 음모론을 옹호하는 데 목소리를 높이고 있다.[132]

나는 이번 사건을 통해 큰 교훈을 하나 얻었다. '너무 좋아서 사실이라고 믿기지 않는' 것은 대체로 사실이 아니라는 것이다. 또한 피로는 복합적인 증상으로, 각기 다른 사람에게 서로 다른 방식으로 영향을 미치며 하나의 병원균이 일으키는 문제로 축소될 수 없다는 사실이다.

대부분의 피로 증상을 유발하는 단독 병원균은 찾을 수 없을지 모르지만 면역체계에 대한 과도한 부담은 피로 증상에 지대한 영향을 미친다. 어떤 사람에게 있어 바이러스 감염은 '낙타의 등을 부러뜨리는 마지막 지푸라기'가 될 수도 있다. 우리 식으로 말하면 최후의 부담인 셈이다. 또 다른 이들에게는 면역체계에 대한 지속적인 부담이 점진적으로 에너지를 소진시키는 문제의 핵심일 수도 있다. 요컨대 부담이 줄어들지 않는 한 신체는 스스로 회복할 기회를 얻지 못한다.

## 스텝 9. 면역체계를 지원하라

면역 부담과 피로의 상관관계를 이해하기 위해서는 먼저 면역체계가 거대하며 힘들게 작동하는 신체 계통이라는 것을 인지해야 한다. 면역체계는 상당량의 신체 자원, 즉 에너지를 사용한다. 따라서 낮은 수준의 면역 활성화도 만성적으로 진행되면 그 결과 피로가 발생할 수 있다. 누구나 감기를 앓으면서 이러한 사실을 경험했을 것이다.

면역체계가 열심히 작동하면 더욱 피로감을 느끼게 된다. 면역체계 내의 감염 반응은 미토콘드리아와 에너지 생산에도 영향을 준다. 즉 면역체계에 과부하가 걸리면 세포의 에너지 생산 또한 직접적인 영향을 받게 된다.[133]

## 면역체계에 과부하를 일으키는 3가지

피로에 대한 면역체계의 영향을 설명하려면 수많은 이론이 필요하겠지만 피로 환자들이 흔히 겪는 면역체계를 힘들게 하는 3가지에 대해 간단하게 설명하겠다. 먼저 엡스타인-바 바이러스와 같은 바이러스 감염에 대해 살펴보고, 그다음에는 독성 곰팡이, 마지막으로 라임병과 동시 감염에 대해 알아보자.

### 1. 바이러스 감염

엡스타인-바 바이러스, 로스리버 바이러스, 콕시엘라 버네티에 감염된 사람의 10명 중 1명은 근통성뇌척수염/만성피로증후군 진단 기준에 해당하는 증상을 보이는 것으로 알려져 있다.[134~137] 만성피로와 유사한 증상을 유발하는 기능을 하는 것으로 알려진 다른 바이러스 중에는 인간 헤르

페스 바이러스와 풍진이 있다.[138]

바이러스는 인과적 특성을 띠며 루이 파스퇴르의 세균설과도 맞아떨어지기 때문에 이 분야에 대한 연구가 활발하게 이뤄졌다. 다만 연구 결과가 서로 상반되는 경우가 많다. 그 원인 중 하나는 불량한 연구 설계 때문이다.

우리 클리닉에서도 코로나19에 감염된 상당수가 지속적인 피로 증상으로 발전하는 경험을 했는데, 이는 흔히 롱 코비드로 알려져 있다. 이렇게 바이러스에 의해 촉발된 피로 증상은 대개 바이러스감염후 피로증후군으로 분류된다.

일부 피로 환자들은 분명 바이러스의 촉발로 시작된 것으로 보이지만 내 경험에 비춰볼 때 실상은 그리 간단하지 않다. 챕터 7에서 살펴봤듯이 우리는 각기 다른 부담을 경험하며, 바이러스의 촉발은 대개 원인이라기보다는 최후의 결정타라 할 수 있다(사실 한 발자국만 떨어져도 유전, 성격 유형, 부담, 부적응적 스트레스 반응 중 어떤 영향을 받은 건지 식별할 수 있다). 바이러스감염후 피로증후군 증상을 보일 경우, 우리 클리닉에서는 전반적인 통합적 접근법을 사용한다. 여기에 일반적인 면역력을 지원하기 위해 추가적인 치료도 실시할 수 있다. 다음과 같은 활동이 치료에 도움이 될 것이다.[139~141]

- 아연
- 비타민D 및 햇빛 노출
- 비타민C

- 초유
- 장내 미생물군 및 분비형 면역 글로불린A 지원
- 중요한 면역 지원 영양소를 감소시키는 알코올 및 정제 설탕이 들어간 식품 피하기
- 좋은 수면 환경 실천하기
- 불안 및 부적응적 스트레스 반응 줄이기
- 자연적, 미가공 식품, 면역체계 기능을 돕는 영양소가 풍부한 식품 위주의 식단 권장하기
- 필요에 따라 위산 수준 지원하기

## 2. 독성 곰팡이

최근에 특히 많은 관심을 끌고 있는 분야가 독성 곰팡이의 영향이다. 2005년 미국의 리치 슈메이커 박사는 저서《곰팡이 전사들Mold Warriors》(국내 미출간)을 발간했다. 이 책은 우리가 쉽게 지나치지만 때로는 매우 중요한 문제에 대한 경각심을 불러일으켰다. 곰팡이는 균류의 일종으로, 우리가 숨 쉬는 공기를 비롯해 어디에나 존재한다. 곰팡이 독성에 대해 언급할 때 사람들은 흔히 검은 곰팡이를 거론하는데 실제로도 많은 곰팡이가 검은색이다.

일반적으로 지목되는 곰팡이 유형은 스타키보트리스 카르타룸 또는 스타키보트리스 아트라다. 곰팡이는 습한 실내 환경에서 번성하는 경향이 있으며 전체 인구의 25% 정도가 곰팡이에 민감한 것으로 알려져 있다. 어떤 곰팡이는 진균독소라 불리는 독성 화합물을 생성한다. 이는 장, 폐, 피

부를 통해 흡수될 수 있으며 이에 대한 노출은 만성피로증후군 증상과 관련이 있는 것으로 알려져 있다.[142,143] 진균독소에 대한 노출은 광범위한 면역 관련 증상에 영향을 미칠 수 있는데,[144,145] 다음은 몇 가지 사례다.

- 재채기
- 콧물 또는 코 막힘
- 기침 및 후비루
- 눈, 코, 목구멍 가려움
- 건조하고 비늘 같은 피부
- 히스타민 수준 증가
- 가을철 기분 저하
- 두통
- 근육 증상
- 기분 변화
- 브레인포그 및 신경 기능 변화[146]

진균독소의 노출과 관련 있는 3가지 특이 증상을 알아두면 도움이 될 것이다.

- 전기 충격 같은 느낌
- 송곳으로 찌르는 듯한 통증
- 척수를 따라 위아래로 진동 또는 맥동하는 느낌

내가 가장 존경하는 닐 네이선 박사는 자신의 저서《곰팡이 독성, 라임병, 화학물질 과민성, 만성환경성 질환으로부터 당신의 몸을 치유하라Heal your body from Mold Toxicity, Lyme Disease, Multiple Chemical Sensitivities and Chronic Environmental Illness》(국내 미출간)에서 흔한 피로와 더불어 위의 증상이 나타나면 '곰팡이 독성의 가능성을 바로 떠올려야 한다'고 강조한다. 진균독소의 유무는 전문 의료기관의 기능 검사를 통해 확인할 수 있다.

### 3. 라임병 및 동시 감염

라임병은 박테리아에 감염된 진드기에 물렸을 때 발병한다. 라임병을 유발하는 박테리아에 감염된 진드기의 숫자는 많지 않지만 발병이 증가하는 추세다. 미국에서는 이 병을 진단받은 환자가 2000년에 비해 2019년에 2배로 증가했다.[147] 이런 이유로 라임병에 대한 관심이 높아지고 있지만 여전히 낯선 질병임이 분명하다. 게다가 주류의학계와 최전선에서 이 환자들을 치료하는 진료의가 서로 다른 견해를 제시하고 있어 여전히 논란이 되고 있다.

주류의학계에서는 사람을 문 진드기가 최소 36시간 이상 물고 있는 상태로 들러붙어 있어야 바이러스가 전파되며 그 이후에도 과녁 중심 모양의 발진이 생기지 않으면 감염되지 않은 것으로 볼 수 있다고 주장한다. 그런데 우리의 경험에 비춰볼 때 이와 상반되는 사례가 너무 많다. 라임병의 표준 진단 검사 또한 일부 의사들이 생각하는 것처럼 정확하다고 할 수 없다.[37] 따라서 여러 가지 이유로 잘못된 음성 결과가 나올 수 있다(실제로 감염이 됐음에도 그렇지 않은 것으로 결과가 나올 수 있다). 이런 현상이 발생하는 데는 다음과 같은 원인이 작용한다.

- 박테리아 보렐리아 부르그도페리 검사만 하고 최근에 발견된 보렐리아 메이요니를 포함한 다른 바이러스들을 검사하지 않는다.
- 검사의 민감도가 충분하지 않다.
- 검사가 항체의 존재 여부를 측정하는 것에 의존하는데 어떤 이들은 항체가 느리게 생성되거나 항체 생성 자체가 힘든 경우도 있다.
- 동시 감염이 상황을 더욱 복잡하게 만들 수 있다.

라임병은 빨리 진단을 받을수록 치료가 용이하다. 소장 내 세균 과다 증식과 마찬가지로 치료에 있어 항생제가 중요한 역할을 한다. 그런데 진드기에 물려 라임병에 감염됐음에도 불구하고 이를 발견하지 못하는 경우가 많다. 몇 개월 혹은 몇 년이 지나 증상이 나타나서야 발병했다는 사실을 알기도 한다. 한편 라임병으로 몸이 쇠약해졌음에도 불구하고 다양한 요인이 한꺼번에 몰아닥친 이후에 증상을 경험하는 경우도 많다. 라임병의 증상은 편차가 매우 크다. 만성적인 라임병의 주요 증상은 피로 외에도 다음과 같은 것들이 있다.

- 관절의 통증, 뻣뻣함, 부기
- 두통, 어지러움, 발열
- 야간 발한, 수면장애
- 인지 능력 감소(주의 집중에 문제 발생)

특정 의료 전문기관을 통해 신뢰할 만한 라임병 검사를 받을 수 있으며 라임병뿐만 아니라 바르토넬라증, 바베시아증 등의 동시 감염에 대한 정보도 얻을 수 있다.

라임병의 진단 과정이 복잡하게 다가온다면 치유의 길 또한 복잡하게 느껴질 수 있다. 최근에 라임병 및 동시 감염에 대한 관심이 크게 증가했는데 캐나다 출신의 가수 에이브릴 라빈과 저스틴 비버 등 유명인의 감염으로 화제가 됐기 때문일 것이다.

간혹 근통성뇌척수염, 만성피로증후군, 섬유근통 진단을 받은 사람 가운데 라임병으로 진단받은 것을 계기로 기존의 진단을 무시하는 경향을 보이는 이들이 있다. 단독 병원체가 신체에 침입했다는 진단이 훨씬 더 정확하다고 생각하는 것이다. 물론 이러한 현상도 이해는 된다. 그러나 이런 비유가 적절할지 모르겠지만 목욕물을 버리다 아기까지 같이 버리는 우를 범할 수도 있다. 라임병만 치료하면 된다는 생각으로 지금까지 공부한 주요 원칙을 무시해버리는 거나 다름없는 판단이기 때문이다.

나의 경험에 비춰볼 때 라임병을 치료하기 위해서는 표적치료를 받는 것이 필요하다. 자신의 성격 유형을 이해하고 다른 부담을 제거하고 치유 상태를 유지하고 호르몬의 균형을 유지하는 등의 노력을 병행하지 않으면 라임병을 치료했음에도 불구하고 경과가 나쁠 수도 있다. 이처럼 라임병은 다른 치료법을 병행해야 효과적인 치료를 기대할 수 있다.

라임병과 동시 감염에서는 다양한 치료법이 주목받고 있는데 크게 2가지 범주로 나눌 수 있다.

1. 항균제/허브 : 기능의학 진료의들이 제공하는 치료법이다. 이들은 다양한 효과를 내는 식물성 제제 및 보충제를 통해 보다 다면적이고 전체적인 해결책을 제시한다고 주장한다.
2. 항생제 : 주류의학의 의사들과 일부 통합의학 의사들이 선택하는 치료법이다. 이들은 주로 항생제를 처방하되 허브 및 영양 처방을 병행한다.

라임병과 동시 감염에 대한 식물성 천연 항균제 치료법과 약제적 항생제 치료법을 둘러싼 논쟁은 이 책의 범위를 넘어선다. 논쟁 내용은 상당히 복잡하며 지금도 논란이 계속되고 있다. 나는 두 집단의 접근법이 모두 효과가 있는 것을 직접 경험했기에 우리 클리닉에서는 환자 각자가 자신한테 맞는 치료법을 선택할 수 있도록 충분한 정보를 제공하고 세심한 주의를 기울이고 있다.

## 총체적 면역 부담

어떤 이들은 면역체계에 다중적 부담이 걸리면서 증상이 더욱 복잡해지기도 한다. 진드기에 물려 라임병에 걸린 데다 독성 곰팡이에 노출되고 바이러스 감염까지 겹치는 경우도 있다. 이럴 때는 치료 순서가 매우 중요하다. 먼저 전체적인 면역 탄력성을 키운 다음 진균독소 제거에 초점을 맞추고 면역과 관련한 라임병 및 동시 감염 증상을 치료한다. 그 이유는 일반적으로 곰팡이의 식별과 제거가 용이하기 때문에 이를 통해 면역 부담을 줄이면 인체 내 박테리아나 다른 부담 문제를 쉽게 다룰 수 있기 때문이다.

다음은 피로에 영향을 미칠 수 있는 면역 부담을 해독하는 데 도움이 되는 체크리스트다.

### # 면역 과부하 체크리스트

다음은 면역 부담을 식별하기 위한 질문이다.

1. 엡스타인-바 바이러스, 로스리버 바이러스, 콕시엘라 브루네티, 코로나19 같은 바이러스에 감염된 적이 있는가?
2. 지나치게 습하거나 독성이 있는 곰팡이에 노출된 적이 있는가? 전기충격을 받은 듯한 느낌, 송곳으로 찌르는 듯한 통증, 진동 또는 맥동하는 느낌이 척수를 따라 오르내리는 것 등을 경험하고 있는가?
3. 진드기나 곤충에 물린 적이 있거나 물린 자리에서 염증 반응을 경험한 적이 있는가? 관절의 부기나 통증이 있는가? 특히 관절 통증이 신체 여기저기로 옮겨다니는 것 같은가?

면역 기능을 지원하기 위해서는 전문적인 진료의의 도움이 필요하다. 하지만 본인 스스로 건강을 향상시킬 수 있는 부분도 상당히 많다. 이제 치유를 향한 당신만의 여정을 구체적으로 설계해보자.

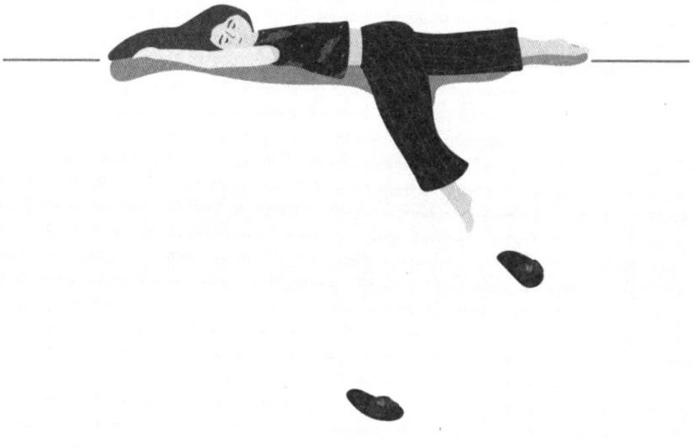

# PART 3

# 피로 회복하기

CHAPTER 12

# 피로 회복을 위한 훈련

파트 1에서 우리는 피로를 이해하기 위한 새로운 모델을 탐구했고, 파트 2에서는 피로를 해독하는 데 중요한 생리적, 심리적, 정서적 요소를 살펴봤다. 파트 3에서는 피로 치유 여정을 위한 계획을 수립하고자 한다. 그러기 위해서는 먼저 마음가짐을 확립하는 것이 중요하다. 당신은 성공을 위한 챔피언과 코치의 역할을 동시에 해야 한다. 쉽게 말해 몸 상태가 안 좋을 때는 스스로 동기부여를 해야 하고 너무 좋을 때는 성급하게 달려가지 않도록 적절하게 조절할 수 있어야 한다(에너지 소진을 불러올 수 있기 때문이다).

누구도 당신을 도와줄 수 없을 때 스스로를 지키고 도울 수 있어야 한다. 당신은 스스로 용기를 북돋우는 챔피언이 돼야 하고 스스로를 이끄는 코치가 돼야 한다.

## 성공에 이르기 위한 3D

나는 치유의 여정을 시작하면서 내면의 코치를 만들어냈다. 그 과정에서 '성공을 향한 3D' 모델을 만들었고 우리 클리닉 환자들에게도 적용하고 있다. 3D란, 원하는 것이 무엇인지 결정하고 이를 위해 무엇이든 하겠다고 결심하는 것이다. 그런 다음 전략을 고안하고, 이를 스스로 실천하고 계속 추진하는 것이다.

### 결정하기decide

나의 치유에 있어 결정적인 전환점이 됐던 것은 삶이 바뀌기를 원한다면 스스로 먼저 움직여야 한다는 깨달음이었다. 모든 것은 결정의 문제였다. 나는 일상에서 어떠한 노력도 하지 않고 삶은 변하지 않을 거라는 무의식적인 생각을 갖고 있었다. 내가 정말 괴로웠던 것은 내 역량의 한계였다. 나는 돈도 없었고 지식도 부족했으며(발병 당시 18세였다) 그때에는 깨닫지 못했지만 정보에 대한 접근성도 제한적이었다.

나의 생각을 바꾸기 위해 삼촌은 역경에 맞서 자신만의 길을 개척한 사람들의 생각과 신념을 살펴보라고 권유했다. 나는 독서를 좋아하지 않았지만 삼촌의 조언대로 책을 읽기 시작했다. 책을 읽기 시작하면서 하나둘 나만의 영웅이 등장했다. 내게 가장 큰 영향을 준 책 중 하나는 메이어 슈나이더의《나의 삶과 비전My Life and Vision》(국내 미출간)이었다.

메이어는 선천적인 시각장애인으로서 신체적인 한계로 좌절을 겪었지만 10대 시절 어떠한 대가를 치르더라도 볼 수 있는 방법을 찾겠다고 결심했다. 나는 그의 태도에 큰 감명을 받았다. 가장 인상 깊었던 것은 그다음에 그가 한 일이었다. 그는 시력에 관한 모든 자료와 정보를 조사했고 시력 개선을 도와주는 베이츠식 시력 훈련법을 알게 됐다. 이 훈련법 중에는 눈을 감은 채 해를 바라보는 것과 손바닥으로 눈을 가렸다 뗐다를 반복하는 것도 있었다. 메이어는 여러 가지 훈련을 매일 몇 시간씩 실행했다. 엄청난 노력 끝에 그의 시력은 나아지기 시작했고 운전면허증을 딸 수 있을 만큼 개선됐다.

그의 이야기가 내게 주는 교훈은 명확했다. 메이어가 시력을 회복할 수 있었던 이유는 그의 노력과 헌신 덕분이었다. 앞서 이야기했듯이 회복은 내 삶의 전부였다. 나는 하루에 몇 시간씩 명상과 요가를 했다. 식습관도 과감하게 개선했다. 결국 특정 분야만큼은 진료의와 견줄 만한 수준의 전문 지식을 갖추게 됐다.

### | 회복선의 선장이 돼라 |

이 책의 목표는 당신을 피로 전문가로 만드는 것이 아니다. 하지만 자신의 피로 증상에 관한 한 전문가가 돼야 한다. 이제 당신은 자신의 몸에 귀 기울이는 법을 배울 것이다. 언제 쉬어야 할지, 언제 다시 나아갈 준비가 될지 알게 될 것이다. 당신은 어떤 의사를 언제 만날지 결정해야 하고 효과가 없는 치료법을 언제 그만둬야 할지도 알아야 한다. 또한 다른 사람들은 포기할지라도 계속 버텨야 하는 이유에 대해서도 알아야 한다.

이는 마치 배의 선장이 되는 것과 비슷하다. 선장은 배의 기관에 대해서는 기관장보다 잘 알지 못할 것이며 항해에 대해서도 항해사보다 나을 수 없다. 요리 또한 요리사보다 못할 것이다. 하지만 선장은 각 전문가들의 역량을 최상으로 이끌어낼 수 있는 능력, 즉 모든 것을 지휘할 수 있는 역량이 있다. 회복선의 선장이 되기 위해서는 먼저 정확한 정보를 습득해야 한다. 또한 자신의 몸의 언어를 이해하는 법을 배워야 하는데 이를 통해 중요한 피드백을 얻을 수 있기 때문이다. 진정 삶을 바꾸고 에너지를 되찾기 원한다면 치유가 인생에서 가장 중요하다는 마음의 결정을 해야 한다.

## 전략 고안하기 devise

회복이 인생에서 가장 중요하다고 결정했다면 그것을 위해 자신의 모든 것을 바쳐야 한다. 그다음 치유를 위한 효과적인 방법을 고안해야 한다. 그런데 한 가지, 정보의 과잉으로 분석 마비에 빠지지 않도록 주의한다. 나의 경우, 치유를 시작한 당시 정보가 너무나 부족했다. 반면에 지금은 너무나 많은 정보를 손쉽게 접할 수 있다.

시간적, 경제적으로 제한적인 상황에서 어디서부터 시작해야 할지 판단하는 건 정말 어렵다. 이런 이유로 자신에 대한 분석 마비의 상황에 빠질 수 있는 위험이 크다. 머릿속에 너무나 많은 정보와 그것과 상충되는 또 다른 정보가 돌아다니고 있어 어디서부터 어떻게 시작해야 할지 도통 알 수가 없는 것이다. 그렇다 하더라도 어쨌든 시작은 해야 한다.

### # 피로 치료법에 추진력을 달아라

어떤 치료법이 효과적인지 분석 마비의 교착 상태를 깨뜨리기 위해 다음의 질문을 스스로 해보기 바란다.

1. 자신의 기준에서 판단했을 때 논리적이고 상식적인 치료법인가?
2. 해당 치료법이 직관적으로 옳다고 느껴지는가?
3. 자신의 이전 경험과 잘 맞아떨어지는 치료법인가?
4. 해당 치료법이 다른 사람들에게 효과적이었다는 증거가 있는가?

위의 모든 질문을 충족한다면 일단 거기에서부터 시작해보자.

누군가 새로운 치료법을 소개했다고 가정해보자. 어떤 사람들한테는 효과가 있었기 때문에 그 치료법을 적극 추천했을 것이다. 그런데 당신은 납득이 되지 않는다. 이런 상황이라면 자신의 직감에 귀를 기울이는 것이 좋다. 이번에는 납득도 되고 직관적으로도 맞는다고 느껴지는 치료법이 있다고 가정하자. 그런데 이전 경험과는 잘 맞지 않는 것 같다. 이때도 과거 경험의 목소리에 귀를 기울이는 게 좋다.

회복의 여정이 유난히 복잡하고 어려웠던 환자가 있었다. 모니카는 알 수 없는 이유 때문에 갑상샘호르몬제 T3의 복용을 중단할 때마다 매우 심각한 탈진을 겪었다. 그녀가 신체의 균형을 맞추고 증상을 개선하기 위해 복용해야 하는 약의 분량은 통상적인 수준보다 훨씬 많았고 따라서 어마어마한 비용이 들었으며 주류의학의 처방과 잘 들어맞지 않았다. 의학적 소견으로 볼 때 그녀는 한마디로 비정형이었다. 모니카가 새로운 내분비 전문의를 만날 때마다 의사들은 약의 복용량을 줄이거나 아예 끊으라고 했다. 대부분의 전문의들은 약을 늘려달라는 그녀의 주장이 의학적으로 맞지 않기 때문에 안 된다고 말했다. 그들은 과학이 옳고 그녀의 몸은 틀렸다는 판단을 내린 것이다. 하지만 그녀의 증상은 전혀 나아지지 않았다. 모니카가 복용량을 줄일 때마다 탈진이 찾아왔고 회복하기까지 적어도 6개월이 필요했다.

나는 다른 전문의들과 협업할 때 그들의 전문적 의견을 존중하기 위해 노력한다. 그런데 모니카의 경우는 너무나 고통스러운 패턴이 반복됐으며 그때마다 모니카는 지옥을 경험했다. 나는 그녀와 상담하면서 전문의를 찾아가 증상을 개선할 수 있는 약을 처방해달라고 요구할 뿐 아니라 의학적인 이론과 별개로 자신의 증상에 대해 당당히 말하라고 조언했다.

모니카는 치료 과정에서 환자의 의사 결정권이 아주 중요하다는 것을 알려주는 좋은 본보기라 할 수 있다.

### 실행하기 do

당신이 회복선의 선장이 되기로 결심했고 앞으로 나아가기 위한 계획을 수립했다면 행동으로 옮길 차례다. 아무리 지식과 정보가 중요해도 변화를 이끌어내는 것은 행동이다. 그런데 행동을 이끌어내기 위해서는 치유될 수 있다고 믿어야 한다. 즉 자신에 대한 믿음이 무엇보다 중요하다.

### | 믿음의 힘 |

믿음과 믿음의 힘에 대해서는 지금까지 엄청난 자료가 제시돼왔다. 생각해보면 현대의학에서 가장 많이 연구된 것은 바로 믿음의 힘이다. 이를 과학 용어로 표현하면 플라시보다. 승인을 받은 모든 약은 플라시보 효과에 대항하는 테스트를 거쳐야 한다. 즉 약의 실제 효능이 도움이 될 거라는 기대보다 더 크다는 것을 입증해야 한다. 믿음 또는 플라시보는 경우에 따라서 신체에 놀라운 효과를 준다고 알려져 있다. 이러한 힘을 이끌어내는 방법에 대해서는 이미 많은 책에서 소개했다.

믿음의 중요성을 잘 보여주는 매우 간단하고 실제적인 메커니즘이 있다. 어떤 치료법의 효과를 믿지 않으면 그것을 시도하기 위해 시간과 돈과 에너지를 투자하지 않는다는 사실이다. 예를 들어, 새로운 보충제 프로그램을 시도할 때 그 효능을 믿지 않으면 보충제를 열심히 복용하려는 노력조차 하지 않을 것이다.

기억하라. 메이어 슈나이더가 시력을 회복하기 위해 매진할 수 있었던 중심에는 자신의 노력이 효과가 있을 거라는 믿음이 있었다.

### | 희망을 갖고 시작하라 |

때로는 어떤 치료법이 효과가 있을 거라는 믿음을 갖는 게 불가능할 때가 있다. 그 치료법에 대한 확실한 증거가 별로 없을 때는 더욱 그렇다. 탁자의 상판(윗면)이 회복이 가능하다는 믿음이라면 그 상판을 받치는 다리가 그에 대한 증거다. 현재 탁자의 다리가 많지 않고 튼튼하지도 않다면 확실한 증거를 수집하는 것에서부터 출발해야 한다. 배운 것을 행동으로 옮기는 실제 경험을 통해 증거를 직접 확인하고 과연 그 치료법에 대한 믿음이 사실인지 판단하자. 탁자의 다리를 더 많이 모을수록 믿음 또한 더욱 공고해질 것이다.

출발을 앞두고 우리가 가진 것은 헛된 희망뿐일 수도 있다. 하지만 희망을 갖고 믿는 것에서부터 정보를 습득하기까지의 과정은 밀접하게 연결되어 있다. 탁자의 상판을 받치는 다리를 더 많이 모을수록 탁자는 더욱 안정적이고 견고해진다.

## 긍정적 행동은 또 다른 긍정적 행동을 낳고

환자들을 치료하면서 알게 된 사실은 때로는 새로운 방향으로의 전환이 상당히 어렵다는 것이다. 자동차를 정지 상태에서 시속 15km로 이끄는 것은 시속 15km에서 30km까지 이끄는 것보다 훨씬 더 많은 동력이 필요하다. 다만 일단 자동차가 움직이기 시작하면 추동력을 갖게 되고 그다음부터는 그 움직임을 유지하는 것에 집중하면 된다.

인간에게서 변화를 이끌어내는 것도 마찬가지다. 처음 시작은 어려울 수 있다. 하지만 긍정적인 변화를 느끼기 시작하면 앞으로 나아갈 수 있으며 치유의 여정은 점점 쉬워진다. 그 비결은 우리가 이길 수 있도록 게임을 준비하는 것이다. 먼저 비교적 쉬운 변화를 목표로 삼고 그것이 효과가 있다는 증거를 모으면 어렵게 느껴지는 변화도 성취가 가능하게끔 느껴질 것이다.

## 유독성 긍정성

믿음에 대해 유의해야 할 점이 있다. 대중심리학에서는 긍정적인 사고로 마음을 통제하고 부정적으로 생각하지 않는 태도의 중요성을 강조한다. 그러나 스스로 회복선의 선장이 돼야 한다고 굳게 믿되 비현실적인 긍정적 사고에 빠져서는 안 된다. 내 경험에 의하면, 아무런 근거 없이 하늘로 치솟은 것은 결국 추락할 수밖에 없다. 아무런 근거도 없는 기대감으로 치솟은 주식이 반드시 추락하게 되어 있는 것처럼 말이다.

치유의 여정도 마찬가지다. 자신이 실제보다 더 많은 에너지를 갖고 있다고 확신하면 모든 에너지를 소진하고 탈진하게 된다. 최근 들어 자신의 긍정적인 경험에만 집중하고 '부정적인' 것은 거부하거나 부인하는 현상을 가리켜 '유독성 긍정성'이라고 한다. 화학적 독성이 몸에 유해하듯 실제 모습을 왜곡하는 것은 생각과 마음에 독이 되며 끝없는 고통을 야기한다. 그러므로 있는 그대로의 현상을 직시하며 그것의 힘을 믿어야 한다.

한편 많은 피로 환자들이 현실적으로 정확하지 않은 주류의학계의 의견에 끊임없이 노출되어 있다. 의사들은 피로가 마음의 문제라거나 치료가 불가능하다고 주장한다. 그 결과 많은 피로 환자들이 자기방어적인 태도로 지나치게 부정적인 경향을 보인다. 혹자는 이렇게 부정적인 태도에서 '현실적인' 태도로 바꾸는 것을 유독성 긍정성으로 오해하기도 한다. 하지만 생각이 현실에 기반하는 한 그 생각은 틀리지 않다.

오랫동안 피로 클리닉을 운영하면서 피로는 치유될 수 있다는 확신이 커졌다. 물론 피로를 치유하기 위해서는 먼저 현재 진행되고 있는 피로 현상을 해독하는 것이 필요하고 그다음에는 효과적인 치료의 길을 제시할 수 있는 지도를 세심하게 작성해야 한다.

## 헌신 vs. 항복

치료를 위한 올바르고 현명한 행동을 꾸준히 지속하는 것이 피로 치유 여정에서 핵심 요소인 것은 분명하지만 균형을 유지하는 것도 매우 중요하다. 사람들이 흔히 범하는 실수 중 하나가 애초에 자신을 병들게 했던 전략을 그대로 유지하는 것이다. 우리가 극심한 피로에 빠지는 이유는 성취자 성격 유형이거나, 자신을 가혹하게 몰아붙이기 때문이다. 그럼에도 예전과 같은 전략을 치유 여정에 적용한다.

회복은 밀어붙인다고 되는 것이 아니다. 그렇다고 아무것도 하지 않고 무작정 쉬기만 해서도 안 된다. 먼저 피로의 원인을 분석하고 적절한 계획을 수립해야 한다. 그다음 회복의 길로 들어서야 한다. 그런데 치유의 여정에서 반드시 해야 하는 것이 있다. 바로 해낼 수 있는 만큼 훈련에 '헌신'하는 것과, 몸의 치유 상태를 배양할 수 있도록 믿고 내려놓을 수 있는, 즉 '항복'할 수 있는 능력을 갖추는 것이다. 더불어 이 둘 사이의 균형도 중요하다. 단, 이러한 균형은 사람이나 상황에 따라 각기 다를 수 있다.

만약 신체의 한계를 무시한 상태에서 밀어붙이고 몸이 보내는 신호를 듣지 않는 것에 익숙해져 있다면 믿고 항복하는 법부터 배워야 한다. 왜냐하면 대부분의 경우 피로 증상이 발병하도록 만든 원인이자 치유를 방해하는 주범은 다름 아닌 자기 자신이기 때문이다.

이번 챕터의 내용을 정리하면 다음과 같다.

- 몸을 치유하는 일을 중요한 삶의 목표로 '결정'하라.
- 목표를 성취하기 위한 전략을 '고안'하라.
- 전략을 '행동'으로 옮겨라.

CHAPTER 13

# 몸이 보내는 신호

'운동을 하면 좀 나아질 거야.'

'기분 탓이겠지. 너무 깊이 생각하지 마.'

'누구나 피곤할 때가 있을 거야. 불평은 그만하고 열심히 살아.'

피로 때문에 고통받는 사람들이 흔히 듣게 되는 일종의 '충고'다. 표현은 조금씩 다르겠지만 내용은 같다. '몸은 무시하고 앞으로 계속 나아가라. 그러면 괜찮아질 것이다.' 사랑하는 가족이 이런 말을 하면 상처가 될지언정 흘려보내는 게 그리 어렵지는 않다. 그런데 의료 전문의들이 이런 말을 하면 이야기가 달라진다. 의사들이 끝까지 밀어붙이라고 하면 대부분은 그대로 따르기 위해 노력할 것이다.

의사들이 어떤 근거로 그런 입장을 표명하는지 생각해본 적이 있는가? 아마도 대부분의 사람들은 전문가의 말이니 믿어도 될 거라고 생각할 것이다. 그런데 실상은 그렇지 않다.

## 페이스 실험 스캔들

2011년 영국의 저명한 의학 저널 〈란셋〉에 근통성뇌척수염/만성피로증후군에 대한 대규모 연구 실험의 논문이 게재됐다.[148] 일명 페이스PACE 실험으로 불리는 이 연구는 무작위로 선정한 641명의 참가자를 4개의 그룹으로 나누어 인지행동치료cognitive behavior therapy, CBT, 단계적 운동치료graded exercise therapy, GET, 능력적응치료adaptive pacing therapy, APT, 전문의료적 관리specialist medical care, SMC를 실시했다.

영국의 주류의학계는 만성피로증후군을 치료하기 위해 인지행동치료와 단계적 운동치료를 적용했다. 2가지 치료법 모두 피로는 신체의 탈조건화 상태를 말하며 환자는 피로감을 느끼도록 길들여졌다고 전제한 것이다. 또한 도움이 되지 않는 사고 유형을 바꾸고 신체를 재조건화함으로써 치료가 가능하다고 봤다. 피로는 본질적으로 생리적인 것이 아니며 행동을 변화시킴으로써 환자가 이 사실을 깨달을 수 있다고 가정한 것이다.

무작위로 참가자를 선정해 실시한 페이스 실험은 1년 후 인지행동치료와 단계적 운동치료가 능력적응치료 또는 전문의료적 관리를 단독으로 했을 때에 비해 환자의 피로 및 신체 기능을 개선하는 데 효과적이라고 주장했다. 또한 인지행동치료를 받은 만성피로증후군 환자의 59%와 단계적 운동치료를 받은 환자의 61%가 증상이 개선됐다는 결론을 내렸고 추가 논문을 통해 환자의 22%가 회복됐다고 밝혔다. 연구 결과에 따라 영국에서는 피로의 치료를 위해 인지행동치료와 단계적 운동치료를 채택하기도 했으며 몸에 문제가 있다는 생각은 개의치 않아야 한다고 결론지었다.

페이스 실험은 영국 국가의료연구위원회, 영국 노동연금부, 잉글랜드 보건부, 스코틀랜드 과학국을 통해 총 5백만 파운드의 공적자금을 지원받아 이뤄졌다. 공신력 있는 기관의 자금을 지원받아 저명한 의학 잡지에 게재된 만큼 연구 결과는 피로 환자들에게 의미 있고 중요한 가치가 있을 거라 생각됐다. 그런데 현실은 전혀 그렇지 않았다. 영국의 근통성뇌척수염/만성피로증후군 의학계의 새러 마이힐 박사를 비롯한 저명한 학자들의 노고에 힘입어 페이스 실험의 신뢰도는 무력화됐다.[149,150]

다음은 그들이 밝혀낸 페이스 실험의 진실이다.

- 연구가 시작된 이후에 개선 여부를 결정하는 변화 수준이 하향 조정됐다.
- 실험에서 기대되는 엄격한 표본 선정이 이뤄지지 않았다.
- 실험 참가자들에게 치료의 성공을 고취시키는 과정에서 편향이 발생했다(플라시보 반응의 가능성을 조성했다).
- 일부 연구자들이 추후에 논문 검토위원으로 참여했다(이는 동료 평가의 권위를 약화시킬 수 있다).
- 실험이 끝난 후 보고된 개선 내용이 추후 연구에서는 대부분 사라졌으나 이 사실은 보고되지 않았다.

- 신체 기능에 대한 객관적인 검사가 전반적으로 이뤄지지 않았고 실험 참가자의 자기 보고에 의한 결과만 수집됐다. 이는 실제적인 기능의 향상이라기보다 기분을 측정한 것일 수 있음을 시사한다.

놀라운 점은 정확한 연구 방법을 적용하자 실험에서 주장했던 개선점의 3분의 2가 사라져버렸다는 것이다. 이는 오랜 법적 다툼 끝에 원래의 자료가 전면 공개되어 재분석할 수 있었던 덕분에 알게 된 사실이다. 이후 현재까지도 논란은 계속되고 있다.[151,152]

### 나쁜 과학

이런 경우에는 연구를 수행한 사람을 비난하기보다 돈의 흐름을 따라가 연구 자금을 후원한 사람을 살펴보는 것이 좋다. 이 연구 결과에서 추천하는 인지행동치료와 단계적 운동치료는 저렴하면서도 단기적인 치료법으로서 상대적으로 쉽게 접근할 수 있다. 또한 이 연구는 근통성뇌척수염/만성피로증후군이 신체 질환이 아니라는 점을 보다 확실하게 함으로써 영국 노동연금부가 이를 근거로 치료가 절실한 이들이 장애연금을 요청할 때 지급을 거부할 수 있게 했다.

이 연구를 비롯한 이와 유사한 연구가 끼친 해악은 아무리 강조해도 지나치지 않다.[153,154] 부정확한 의학적 정보를 전달함으로써 많은 피로 환자들이 자신을 더욱 몰아붙이고 더 많은 일을 하게 만들어 또 다른 극심한 피로에 빠지게 했다. 또한 이 연구는 피로에 대한 문화적 오해, 즉 모든 것이 마음의 문제라는 잘못된 생각을 조장했다. 보통 피로 환자들이 고통을 호소하면 가족과 친구들은 냉소와 불신의 눈초리를 보낸다. 정서적 지지를 받아야 함에도 오히려 주변으로부터 상처를 받는 것이다.

피로 환자가 주류의학의 전문가를 찾아가면 어쩔 수 없으니 그냥 지내라는 조언과 몸이 보내는 신호는 잘못된 것이니 무시하라는 충고를 듣게 된다. 스스로 자책하지 말고 그냥 이렇게 살라는 메시지를 받는 것이다. 피로 환자가 해서는 안 되는 행동인데도 말이다. 피로는 진짜 일어나고 있는 사실이며 무조건 밀어붙인다고 나아질 수 없다. 또 아무것도 하지 않고 쉰다고 나아지는 것도 아니다.

피로 증상이 나아지려면 '치유'를 해야 한다. 먼저 근원적인 신체적, 심리 정서적인 문제를 다뤄야 한다. 그리고 신경계를 안정시켜야 한다. 그다음 우리가 강조한 것을 적용해봐야 한다.

지금부터는 어느 정도 활동하는 것이 좋은지에 대해 살펴보려 한다.

## 몸의 언어를 읽는 법

당신은 새로운 언어, 즉 자신의 몸에 귀를 기울이는 언어를 배워야 한다. 다만 새로운 언어를 배우는 동안 많은 실수를 할 수 있기에 자신한테 보다 너그러워질 필요가 있다. 우리 몸 안에는 놀라운 지혜가 숨어 있는데 항상 자신과 소통하고자 노력한다는 것이다. 먹을 때가 됐다는 것을 알려주는 허기처럼 분명한 것에서부터 잠을 자라고 말해주는 졸린 경우까지 몸은 끊임없이 메시지를 전해준다. 문제의 핵심은 그런 메시지가 정말 있느냐가 아니라 우리가 진정 그 메시지를 듣고 있는가이다.

평생 몸의 신호를 무시하라고 배워왔다면 속도를 늦추고 귀 기울여 그 신호를 판독하는 법을 배우는 것은 시간이 걸릴 수밖에 없다. 신호가 하나뿐일 때가 극히 드물다는 사실 또한 판독을 더욱 어렵게 만든다. 우리 몸은 서로 상반되는 다양한 신호를 동시에 보내는 경우도 있다. 이제 우리에게 주어진 숙제는 몸이 보내는 모든 신호를 제대로 판독해서 해야 할 일을 알아내는 것이다.

당신의 에너지 수준은 휴식을 취하고 활동을 줄여야 한다고 말하지만 당신의 마음은 일주일이나 늦어진 프로젝트 때문에 스트레스를 받는다. 또 당신의 이성은 한 발씩 천천히 가자고 말하지만 당신의 불안한 성격은 희망이 없다고 말한다. 그러니 당신이 혼란스러워하는 것은 전혀 놀라운 일이 아니다.

몸이 보내는 메시지는 시간에 따라 변화하며 개인마다 고유의 메시지를 가지고 있다. 피로 환자를 치료한 경험이 많은 의사는 몸이 보내는 신호를 해석하고 판독하는 데는 도움이 될 수 있지만 몸이 당신에게 하는 말은 간접적으로 전해 들었기 때문에 어쩔 수 없이 한계가 따른다.

몸이 하는 말을 제대로 듣기 위한 첫 단계는 말 그대로 정확하게 듣는 것이다. 몸한테 화를 내지 말고 다그치지도 말며 조금만 더 참으라고 구슬리지도 마라. 진심으로 정직하게 들어라. 이것이 우리의 치료법이 기존의 능력적응치료와 다른 점이다. 지금까지의 능력적응치료가 몸에게 무엇을 해야 할지 말하는 것이라면, 우리는 몸이 당신에게 말하도록 유도한다.

### # 몸의 언어를 읽기 위해 던져야 하는 질문

몸이 하는 말을 제대로 듣기 위해 다음 질문을 해보자.

1. 특정 활동을 할 때 그 활동이 더 많은 에너지를 주는가, 아니면 더 적은 에너지를 주는가?
2. 하루 일과를 해낼 때 자신을 계속 밀어붙여야 하는가, 아니면 자신의 몸에 관심을 가지고 귀를 기울이면 에너지 수준이 일정하게 유지되는가?
3. 밤에 잠자리에 들 때 에너지가 조금 남아 있는 것 같은가, 아니면 완전히 소진된 것 같은가?
4. 아침에 잠에서 깰 때 쉽게 일어날 수 있는가, 아니면 억지로 일어나야 하는가?

## 피로의 4가지 유형

우리 클리닉의 초창기 시절 친구이자 동료인 안나 더스킨스키는 환자들이 자신의 몸에 귀를 더 잘 기울이도록 돕다가 모든 피로가 똑같지 않다는 사실을 깨달았다. 그녀는 피로의 유형을 4가지로 구분했는데 각기 고유의 원인과 효과적인 해결책이 있었다. 우리는 이 모델을 '피로의 4가지 유형'이라 불렀으며 피로 환자들한테 간단하지만 큰 도움이 됐다.

### 유형 1. 정신적 피로

마음이 과로했을 때 발생한다.

**| 징후와 원인 |**

정신적 피로의 징후는 단어를 떠올리려고 애쓰는 것, 브레인포그, 정신 착란, 마음이 불안해서 안정이 안 되는 느낌 등이다. 정신적 피로는 불안 유형이 과도하게 신경을 쓸 때 발생할 수 있으며 현재 에너지 수준에 지나치게 신경 쓸 때도 발생한다.

**| 해결 방법 |**

정신적 피로를 해결하는 최선의 방법은 자극을 줄임으로써 마음을 쉴 수 있게 하는 것이다. 이때는 사람마다 각기 다른 방법을 적용할 수 있다. 아무 생각 없이 텔레비전이나 유튜브 등을 시청하면 마음이 편안해지는데 도움이 되기도 한다. 반대로 소음이나 빛에 대한 노출을 최대한 줄임으로써 뇌가 충분히 쉴 수 있게 돕기도 한다.

### 유형 2. 정서적 피로

정서적으로 진이 빠지는 듯한 느낌이 들 때 매우 피곤하다.

**| 징후와 원인 |**

정서적 피로의 징후는 심리적으로 민감하거나 과잉 반응을 보이는 것, 능력의 한계를 느끼는 것 등이다. 종종 사소한 일에 과잉 반응을 하거나 융통성이 전혀 없는 행동을 한다. 또한 정서적 용량의 한계치에 이르러서 어떤 것도 받아들일 수 없는 것처럼 반응한다. 정서적 피로는 조력자 유형이 극단적으로 치달을 때 많이 발생한다.

**| 해결 방법 |**

정서적인 과부하를 유발하는 원인에서 잠시 떨어져 있는 시간이 필요하다. 다른 사람들과의 관계에서 확실한 거리감을 확보하는 게 필요할 수 있으며 누구의 방해도 받지 않고 혼자만의 시간을 갖는 것이 도움이 된다. 정서적으로 자신과 가까워지도록 한다. 그렇다고 감정을 회피하는 것은 효과적인 전략이 아니다. 자신의 감정을 처리하고 소화하기 위해서는 먼저 감정을 받아들이고 이해할 수 있어야 한다.

### 유형 3. 신체적 피로

몸이 과로했을 때 발생한다.

**| 징후와 원인 |**

신체적 피로의 징후는 근육통, 온몸이 처지고 힘이 없음, 누워서 쉬고 싶다는 느낌 등이다. (현재의 피곤한 상태를 뛰어넘는) 신체적 피로는 과도한 신체 활동, 몸의 신호에 귀를 기울이지 않음, 휴식을 취하지 않음 등이 원인이 될 수 있다. 달리 말하면, 성취자 유형이 전혀 통제되지 않을 때 발생할 수 있다.

| 해결 방법 |

몸이 하는 말에 귀를 기울이고 '기준치'를 활용한다. 신체적으로 충분히 쉴 수 있는 시간이 필요하며 에너지를 비축하는 것도 중요하다. 이렇게 함으로써 신체 활동을 해도 에너지가 금방 소진되지 않도록 신경 쓰는 것이다.

### 유형 4. 환경적 피로

환경적 피로는 물리적 환경의 단조로움으로 인해 피곤해지는 경우다. 지루하고 반복적인 환경은 그 자체로 에너지를 소진시킬 수 있다.

| 징후와 원인 |

환경적 피로의 징후는 다른 유형에 비해 상대적으로 뚜렷하지 않을 수 있다. 여기에는 무관심, 사소한 것 때문에 지치는 느낌, 의기소침, 절망감 등의 감정이 뒤따른다. 피로 환자의 경우, 환경적 피로의 주원인은 에너지에 제약을 받는 것이다. 협소하고 열악한 공간에서 많은 시간을 보내는 것 등은 환경적 피로의 원인이 될 수 있다.

| 해결 방법 |

신체적 에너지에 여력이 있다면 환경에 변화를 주는 것이 피로를 해결하는 데 큰 도움이 될 수 있다. 만약 물리적 환경 자체를 바꿀 수 없다면 그 공간에 있는 사물을 바꾸는 것도 도움이 된다. 예를 들어, 집에 있는 게 갑자기 답답하다면 가구의 위치를 바꾼다든지, 방을 새롭게 꾸민다든지 해

서 기분을 전환할 수 있으며 향초를 켜는 등의 간단한 변화도 도움이 된다.

전반적인 에너지 수준이 떨어지면 그만큼 빠르게 피로의 임계치에 이른다. 예를 들어, 공과금을 내는 일은 에너지 수준이 정상적이라면 간단히 처리할 수 있지만 에너지 수준이 떨어지면 정신적 피로로 이어질 수 있다. 자신이 어떤 유형에 속하는지 파악하기만 해도 지금 내게 필요한 것이 무엇인지 알 수 있다. 모든 유형이 피로를 똑같은 방식으로 대응하는 것은 그리 효율적이지 않다.

다음 단계로 새롭게 얻은 정보를 어떻게 활용할 것인지 고민해봐야 한다. 몸은 끊임없이 피곤하다고 말하지만 당신은 여전히 일상에서 해야 할 일이 산더미다. 당신의 몸이 아주 낮은 에너지 수준임에도 불구하고 말이다. 그럼 쉬어야 할까? 쉴 수 없는 상황이라면 억지로라도 그 일을 계속해야 할까? 아니면 기본적인 일과를 따르는 것이 좋을까? 해답은 당신이 회복의 어떤 단계에 있느냐에 달려 있다.

CHAPTER 14

# 회복의 3단계

제임스는 20대 초반에 우리 클리닉을 처음 찾아왔다. 그는 극심한 만성피로로 집 안에 갇혀 있다시피 했고 친구들과도 교류가 거의 없었다. 삶이 완전히 망가진 많은 사람이 그렇듯 그는 분노에 차 있었다. 그는 자신을 실망시킨 의사들한테 화가 나 있었고, 물론 자신의 상황에도 분노했으며 무엇보다 탈출구가 없다는 사실에 절망했다.

세상을 향해 표출하는 분노가 더 큰 상처를 야기할 수도 있지만 분노라는 감정의 핵심에는 개인의 능력이 있다. 험난한 치유의 여정을 헤쳐 나가기 위해서는 종종 이 능력이 필요할 때가 있다.

제임스는 자신이 느끼는 분노를 치유의 여정으로 향하는 프로젝트를 수행하는 열정으로 바꿔야 한다는 사실을 깨닫고 나서 큰 전환점을 마련했다. 계획의 핵심은 몸에 귀를 기울이는 것이었다. 나는 그에게 이렇게 말했다. "휴대전화를 15%만 충전한 상태로 집을 나서지는 않잖아요. 당신의 몸 상태도 이와 마찬가지여야 해요."

우리 클리닉에서 치료를 받으면서 제임스는 점차 몸에 귀를 기울이는 훈련에 익숙해졌다. 약속한 활동을 실행할 에너지가 없을 때는 계획을 취소했다. 몸이 쉬라고 말하면 휴식을 취했다. 신경계를 안정시킬 필요가 있을 때는 그 일에 집중했다. 제임스는 몸이 할 수 있는 것과 할 수 없는 것을 구분함으로써 몸이 원하는 것을 거스르기보다 몸과 협력하게 됐다.

그는 에너지 수준에 맞게 활동함으로써 탈진을 피할 수 있었다. 에너지 탈진 상태를 반복하는 것보다 더 큰 스트레스는 없기 때문이다. 제임스에게 가장 도움이 됐던 것은 회복의 3단계 모델이었다.

## 나는 회복의 어느 단계에 있을까

나는 회복의 여정에 3단계가 있다는 사실을 깨닫고 피로에 대한 돌파구를 찾을 수 있었다. 한 가지 중요한 사실은 어느 한 단계에서는 효과가 있는 것이 다른 단계에서는 역효과를 낼 수도 있다는 점이다. 따라서 당신이 어느 단계에 있는지 파악하고 그에 맞는 치료와 활동을 찾는 것이 성공적인 회복에서 절대적으로 중요하다. 회복의 3단계는 깊은 휴식의 단계, 피곤함과 초조함의 단계 그리고 재통합의 단계다. 보통은 이 3단계를 순차적으로 통과하는데, 재발한 경우에는 다시 전 단계로 되돌아가게 된다. 다만 그전보다는 회복하는 데 훨씬 짧은 시간이 소요된다.

이제 회복의 3단계를 자세히 살펴보자.

### 1단계. 깊은 휴식

잠이나 휴식으로 풀리지 않는 깊은 신체적 탈진 상태를 말한다. 어떤 이는 피로 여정이 시작되자마자 바로 이 단계로 진입하기도 하는데 갑자기 탈진 상태가 찾아오기 때문이다. 반면에 점진적으로 몸이 약해지다가 이 단계로 진입하는 이들도 있다. 물론 이 단계로 들어가지 않는 이도 있지만 이 단계에서 깊은 휴식과 치유가 일어나야 하므로 바람직하지 않다.

**| 징후 |**

1단계의 가장 뚜렷한 징후는 피로가 압도적이라는 것이다. 이때는 잠을 많이 자고 활동을 줄이며 사회적 상호작용을 줄여 나가는 것이 매우 중요하다. 주의할 점은, (실제로는 효과가 있음에도 불구하고) 처음에는 이런 대응이 전혀 효과가 없는 것처럼 느껴질 수 있다는 것이다.

**| 통과 방법 |**

이 단계에서는 편안하고 깊은 신체적 휴식을 최대한 많이 취하는 것이 필요하다. 때로는 피로의 강도가 끔찍하게 다가오기도 하는데 이에 맞서 싸우거나 이를 무시하면 이 단계가 더욱 힘들어질 수 있다. 이 단계에서는 밀어붙이는 것이 거의 효과가 없으며 오히려 상황을 악화시킬 수 있다. 1

단계에서는 우리의 에너지가 유한하며 지나치게 활동하면 탈진할 수 있다는 사실을 명심해야 한다.

## 2단계. 피곤함과 초조함

2단계에서는 미토콘드리아가 생산하는 에너지의 양은 여전히 낮은 수준일 수 있지만 부신이 그것을 벌충하기 위해 열심히 일하고 있다. 부신이 동원하는 에너지는 과도하게 활기차고 통제하기 어렵게 느껴지기도 하며 피곤하고 초조한 느낌을 동반하기도 한다.

치유의 여정을 시작해 1단계에서 2단계로 이동하게 되면 에너지는 먼저 신경계로 쏠리게 된다. 이때 피로하고 초조한 느낌이 유발된다. 실제로는 앞으로 나아가고 있지만 정체된 듯한 감정도 몰려온다. 때로는 오히려 증상이 악화되는 듯한 기분이 들 수도 있다.

### | 징후 |

1단계에서 계속 잠을 자고 있는 자신을 발견한다면 2단계에서는 그 반대다. 몸은 피로하지만 잠을 잘 수가 없다. 짜증스럽고 정서적으로 더욱 불안하며 허탈한 기분에 휩싸일 수도 있다. 1단계에서는 너무 피곤해서 감정을 제대로 느낄 수 없었다면 2단계에서는 감정이 매우 불안정해질 수 있다.

한편 1단계에서 2단계로 이동하면서 새로운 증상이 나타나기도 한다. 이는 신경계가 더 많은 에너지를 공급받게 되면서 나타나는 현상이다.

**| 통과 방법 |**

2단계를 통과하는 중요한 키포인트는 신경계를 안정시키고 에너지를 신체에 집중하는 것이다. 신체에 어느 정도 에너지가 있기 때문에 제한적인 활동은 가능하나 앞으로 다루게 될 가이드라인을 엄수하면서 주의 깊게 행동해야 한다. 2단계에서는 어떤 상태에서 활동하는지가 매우 중요하다. 신경계가 안정된 상태를 유지하고 신체 활동이 당신의 기분을 편안하게 유지해준다면 보다 활발한 활동을 진행할 수도 있다.

### 3단계. 재통합

3단계에서는 에너지가 다시 증가하며 더 많은 활동을 할 수 있는 여력이 생긴다. 그렇다고 너무 급격하게 활동량을 늘리면 탈진 상태로 돌아갈 수도 있다. 다소 사회와 격리된 상태로 지냈다면 세상으로 돌아가 사회와의 재통합을 시도하는 것이 중요한 과제일 것이다. 단, 혼자 있을 때는 신경계를 안정시키고 치유 상태를 조성하며 에너지의 한도 내에서 충분히 머무를 수 있다. 하지만 안락 지대를 벗어나 사람들과 어울리면 예전의 상태로 되돌아갈 수도 있다는 점을 주의해야 한다.

한편 3단계에서는 수면 아래 있던 성격 유형이 다시 부상할 수 있다. 특히 사회에서의 재통합을 시도할 때 성취자 유형이나 조력자 유형은 이전의 행동 패턴이 나타날 수 있다. 따라서 신중하게 자신의 에너지 수준을 살피고 조절하려는 노력이 선행돼야 한다.

**| 징후 |**

당신은 많은 활동을 할 수 있으며 때로는 정상처럼 느껴지기도 한다. 하지만 지나치게 과도한 활동은 또다시 탈진으로 이어질 수 있다. 나만의 안락 지대에 있을 때와 다른 사람들과 함께 있을 때가 전혀 다르게 느껴질 수도 있다. 그러다 자신의 예전 모습이 다시 발현되면 좌절감이 몰려올 수 있다. 더불어 새로운 나와 예전의 나를 어떻게 통합시켜 세상에서 기능할 것인지 고민하는 단계이기도 하다.

**| 통과 방법 |**

3단계를 통과하기 위한 키포인트는 다른 사람들과 함께 있을 때도 치유 상태를 유지하며 새로운 자신의 모습을 세상 속에서 통합시키는 것이다. 이 단계에서는 사람들과 적절한 거리감을 설정하고 앞으로 어떤 삶을 살 것인지에 대한 중요한 결정을 내려야 한다. 3단계 역시 어떤 상태에서 활동하는지가 매우 중요하다. 이 단계의 신체는 회복의 가도에 있고 신경계도 놀라운 변화를 보이기 시작한다. 몸에서 매우 경이로운 변화가 일어나고 있음을 자각할 수 있다.

이쯤에서 당신은 모든 사람이 똑같은 회복의 단계를 거치는지 궁금할 것이다. 단적으로 말하자면, 이는 단지 모델에 불과하며 완벽한 해답은 아니지만 많은 사람이 이와 비슷한 경험을 한다.

회복의 단계를 순서대로 거치지 않으면 문제가 생길 수도 있다. 예를 들어, 3단계를 통과하지 않으면 2단계와 정상적인 기능을 수행하는 사이를

왔다 갔다 하게 된다. 이는 세상 속에서 새로운 방식으로 사는 방법을 제대로 익히지 못했기 때문이다. 또한 1단계를 통과하지 못하면 2단계에서 고착이 될 수도 있다. 이는 2단계와 3단계를 통과해서 완전한 회복으로 나아가는 데 꼭 필요한 에너지를 공급할 수 있을 만큼 충분한 휴식을 취하지 못했기 때문이다.

## 에너지는 사용량보다 넉넉하게 비축해둘 것

회복의 어느 단계에 있는지 식별되면 당신의 우선순위가 깊은 휴식인지(1단계), 신경계를 안정시키는 것인지(2단계), 아니면 활동을 신중하게 조절하고 신경계를 안정시키면서 삶 속으로 재통합되는 것인지(3단계) 결정할 수 있다. 그런데 당신이 어느 단계에 있든 사용하는 것보다 더 많은 에너지를 만드는 것이 절대적으로 중요하다.

만약 하루에 100달러의 수입이 있다고 가정해보자. 하루에 필요한 생활비가 100달러라면 수요를 충족시키고 스트레스를 받지 않을 수 있다. 물론 예상치 못한 비용이 발생하지 않는다는 전제가 따른다. 가계경제를 신중하게 관리하는 사람이라면 하루에 70달러만 사용하고 나머지는 예비비로 모아둘 것이다. 이를 에너지 용어로 표현하면 회복탄력성을 기르는 것이다.

그런데 하루 생활비로 초과된 금액인 120달러를 쓰다 보면 점차 부채 상태로 진입하게 된다. 당분간은 신용카드, 대출 등으로 버틸 수 있지만 결국에는 파산을 할 수밖에 없다. 이를 건강 용어로 말하면 질병에 걸리는 것이다. 설상가상으로 피로 증상이 나타나는 것은 수입이 줄어드는 것을 의미한다. 하루 수입이 100달러에서 50달러로 줄었다고 가정해보자. 처음에는 이를 개의치 않고 생활습관을 바꾸지 않으려 할 수도 있지만 지출이 계속된다면 얼마 버티지 못한다.

내가 자주 보는 패턴도 같은 식이다. 하루 수입이 100달러인데 110달러를 지출한다. 점차 부채가 증가하는데 이것이 바로 피로가 쌓이는 것이다. 그러다 수입이 80달러로 줄어들면 생활습관을 바꿀 수밖에 없다. 부업을 시작하거나 취미 생활 또는 사회생활을 포기한다. 즉 지출을 110달러에서 90달러로 줄이는 것이다. 그러고는 이렇게 말한다. "생활습관을 바꿨는데도 왜 여전히 피곤한 거지?"

수입은 80달러로 줄어든 반면, 지출은 여전히 90달러다. 신체 계통은 수요가 공급을 초과하기 때문에 여전히 스트레스를 받고 있다. 이러한 패턴은 시간이 흘러도 지속될 확률이 크다.

## 자신만의 기준치

단도직입적으로 말해 수입이 지출을 초과하지 않으면 재정 상태는 나아지지 않는다. 이를 피로 용어로 말하면 우리가 사용하는 것보다 더 많은 에너지를 만들기 전까지는 치유가 시작되지 않는다. 이러한 변화가 일어나지 않으면 생존을 위해 스트레스 에너지를 사용하기 때문에 몸은 치유 상태로 들어갈 수 없다. 신체가 생존을 위해 가용한 모든 에너지를 사용하기 때문에 치유가 일어날 여력이 없다는 말이다.

피곤할수록 일상에서 필요한 자원은 줄어들고 단순한 일에도 스트레스를 받게 된다. 또한 스트레스를 받을수록 시간이 지나면서 더욱 피곤해진다. 이러한 악순환의 고리는 쉽게 끊어지지 않기에 소중한 자원을 생존을 위해 모두 써버리게 된다. 지금이라도 불균형을 바로잡지 않으면 무엇을 하든 실패할 수밖에 없다. 그러므로 당신의 '기준치', 즉 얼마만큼 활동해야 할지를 발견하고 활동의 속도를 조절하는 방법을 배워야 한다. 이것이 바로 열 번째 계단의 내용이다.

## 스텝 10. 자신만의 기준치를 발견하고 페이스를 조절하라

활동 수준을 관리하기 위해서는 당신의 기준치를 알아야 한다. 당신의 기준치는 안정적이고 지속적으로 활동을 유지할 수 있는 수준을 말한다. 핵심은, 기준치를 정하거나 실현하는 것이 아니라 기준치를 발견하는 데 있다.

진정한 기준치는 속도를 줄이고 몸에 귀를 기울일 때 자연스럽게 드러난다. 기준치는 아무런 증상이 없거나, 또는 에너지의 소진 없이 일상적인 활동을 유지할 수 있는 수준을 말한다. 수입과 지출로 비유하면 기준치는 인출하는 액수보다 좀 더 많이 입금할 수 있는 수준을 유지하는 것이다.

당신이 비교적 규칙적인 일과를 보내고 예측 가능하며 꾸준한 생활습관을 유지한다면 훨씬 수월하게 기준치를 발견할 수 있다.

만약 한 주는 지나치게 일하고 그다음 주는 탈진해서 아무 일도 하지 못하는 악순환을 반복한다면 이것부터 멈춰야 한다. 기준치를 안정적으로 유지하려면 당신의 활동 수준이 예측 가능해야 한다.

## 한계 확장

이제 당신은 안정적이고 예측 가능한 기준치를 확보했다. 또한 기저의 다양한 문제를 해결함으로써 에너지도 회복하고 있다. 그렇다면 당신의 활동 수준을 점차 증가시킬 수 있다. 우리 클리닉에서는 이런 시도를 할 때 원칙이 있는데 이를 '한계 확장'이라고 부른다.

한계 확장은 당신의 활동 수준을 파악한 다음 이를 전략적으로 시험해보는 것이다. 그렇다고 한계를 억지로 넓혀서는 안 된다. 활동 수준을 조금씩 증가시키면서 앞으로 나아가는 것이다. 예를 들어, 기준치에서 하루에 10분씩 안정적으로 걸을 수 있다면 그다음에는 11분으로 늘려본다. 하루에 45분 동안 안정적으로 걸을 수 있다면 다음에는 속도를 좀 더 빠르게 조정해본다.

| 한계 확장 |

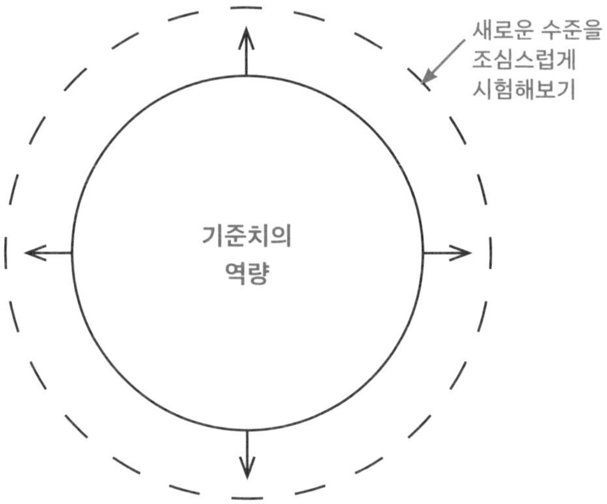


한계 확장 시 지켜야 하는 규칙이 있다. 특히 치유 여정의 초기 단계에서는 증가된 활동 수준을 유지하지 않아야 한다. 예를 들어, 10분에서 11분으로 늘렸다면 처음 며칠 동안은 10분으로 되돌아가는 것이 좋다. 이렇게 하는 이유는 활동량의 증가분이 미치는 영향이 느껴지지 않을 수도 있기 때문이다. 또한 한계 확장하기는 연달아 하지 않도록 주의해야 하는데 그 효과가 누적되어 나타날 수도 있기 때문이다.

# 한계 확장 연습

한계 확장의 과정을 요약하면 다음과 같다.

1. 기준치 찾기 : 기준치는 당신의 에너지와 증상이 안정적으로 되는 수준을 말한다. 매일 사용하는 것보다 조금 더 많은 에너지를 쌓아 나가야 한다.
2. 만약 조금 더 많은 에너지가 생긴 것 같거나 현재의 기준치를 시험해 보고 싶다면 활동 수준을 조심스럽게 증가시킨다. 대략 5~10%를 늘릴 수 있는데 좀 더 신중하게 접근하고 싶다면 1~2%만 변화를 주길 추천한다.
3. 한번 활동량을 증가시키면 3일 정도는 예전의 기준치로 되돌아간다. 활동량을 늘렸는데 아무 문제가 없다고 판단되면 다시 활동량을 증가시켜본다. 이때는 좀 더 짧은 공백을 둬도 좋은데 2~3일 대신 1~2일간 유지하는 식이다.
4. 새로운 활동 수준을 편안하게 유지할 수 있으면 이를 새로운 기준치로 볼 수 있다. 얼마간 이 기준치를 안정시키면 다음 수준을 또 시험해 볼 수 있다. 이때 어떤 활동은 충분한 회복 시간이 필요하다는 점을 기억하자.
5. 어느 시점이든 증상이 다시 나타나면 예전의 기준치로 돌아가서 몸을 추스른다. 그런 다음 다시 기준치를 조정해본다.

활동 수준에 대해 신중하게 접근하는 것이 마치 감옥에 갇힌 듯한 기분이 들 수도 있다. 피로 증상이 그리 심하지 않다면 이런 태도가 지나치게 조심스러운 게 아닌가 생각할 수도 있다. 하지만 이 원칙이 치유에 있어 결정적인 역할을 하는 것만은 부정할 수 없다. 아무리 완벽하게 영양을 섭취하고 신경계를 안정시키며 기저의 불균형을 해소해도 체계적이고 신중하게 접근하지 않으면 신체의 회복에 큰 효과가 없을 수 있다. 끈기와 노력으로 이 원칙을 잘 지킨다면 삶의 모습이 바뀌는 보상이 주어질 것이다.

이때는 인식의 전환이 필요한 시점이기도 하다. 당신은 패배했기 때문에 후퇴하는 것이 아니다. 오히려 지속 가능하며 가장 효과적인 공격을 하기 위한 자원과 기반을 마련하기 위해 잠시 후퇴하는 것뿐이다.

그런데 활동 수준의 관리만 중요한 것은 아니다. 우리 클리닉에는 유명한 신념이 있다. '당신이 무엇을 하느냐뿐 아니라 어떤 상태에서 하느냐가 중요하다.' 즉 우리가 같은 활동을 다른 날 다른 상태에서 수행했을 때 완전히 다른 효과를 거둘 수 있다는 말이다.

CHAPTER 15

# 몸을 치유 상태로 이끄는 법

잠시 콜린의 이야기를 살펴보자. 그는 자신의 몸을 깊은 치유 상태로 이끌었을 때 기적적인 변화가 찾아왔다. 나는 이 사례를 통해 큰 깨달음을 얻었고, 신경계를 안정시키고 치유 상태를 배양하는 법을 연구하는 데 전력을 다했다.

어떤 이들에게는 치유 상태를 배양하는 것이 스위치를 끄는 것처럼 간단한 일로 보일 수 있다. 반면에 어떤 이들에게는 과거의 트라우마를 치유하는 것을 비롯해 다중의 치료가 훨씬 더 복잡한 과정일 수 있다. 의학적으로 설명할 수 없는 질환의 불확실성으로 증상이 훨씬 더 복잡해질 수도 있다는 말이다. 피로의 증상 자체가 워낙 유동적이기에 주변 사람들은 당신의 상태를 이해하지 못할 수도 있다. 뿐만 아니라 치유를 위한 상태의 정반대에 놓이는 경우도 허다하다.

그렇다면 신체 계통을 안정시켜 몸을 치유 상태로 이끌려면 어떻게 해야 할까?

## 마음챙김의 힘

명상은 대체 치유에서 가장 많이 언급되는 도구다. 하지만 때로는 그 효과가 허무맹랑하게 들리기도 할 것이다. 내가 처음 명상을 시작했을 때처럼 지금의 당신 또한 고개를 갸우뚱하며 '이게 정말 효과가 있을까' 하는 의구심이 들 수도 있다. 하지만 1998년 내가 치유를 위한 수단으로 명상을 처음 시작했을 때와 지금은 상황이 전혀 다르다. 당시 명상은 일반적인 미디어보다 한적한 뒷골목에서나 접할 수 있었다.

현재 내가 지도하는 명상은 특정 종교적 수행과는 관계가 없다. 나는 명상을 통해 '마음챙김' 상태를 경험하고자 한다. 마음챙김은 지금 이 순간을 알아차리고 자각함으로써 마음이 평온해지는 상태를 말한다. 즉 자신의 감정, 생각, 신체 감각을 있는 그대로 인식하고 받아들이는 것이다. 마음챙김은 몸과 마음의 안정을 통해 치유의 상태로 들어가도록 직접적으로 도움을 줄 수 있다.

## 뇌파의 전환

신경계가 안정될수록 그리고 현재 순간에 깊숙이 연결될수록 당신은 몸이 하는 말에 자연스럽게 귀를 기울일 수 있고 더 잘 소통할 수 있게 된다. 당신의 몸에 귀를 기울이기 위해서는 (생각 속에서 헤매는 것이 아니라) 실제로 몸 안에 '존재해야' 한다. 명상을 통해 이러한 시도가 가능하며 명상은 뇌가 작동하는 데 있어 실질적인 영향을 미친다.

### 뇌파의 4가지 유형

뇌파는 4가지로 나뉘는데 상황에 따라 우세한 뇌파가 다르다.

1. 베타파 : 뇌가 생각에 집중하고 각성 수준이 높아진 상태에서 나온다. 심하게 머리를 쓰거나, 과도한 자극을 받거나, 스트레스를 받았을 때 우세해진다.
2. 알파파 : 생각이 유연해지고 각성 수준이 이완된 상태에서 나온다. 긴장을 풀고 치유 상태일 때 우세해진다.
3. 세타파 : 몽상과 꿈수면을 말한다. 밤에 세타파가 과도해지면 짜증이 나거나, 몸이 개운하지 않을 수 있다. 신경계는 실제 상황과 생생한 상상을 구별하지 못한다. 만약 검은 호랑이한테 쫓기는 꿈을 꾸면 신경계는 그것을 실제처럼 받아들이기도 한다.
4. 델타파 : 깊은 수면 상태에서 나온다. 우리 몸은 깊은 수면 상태에서 치유와 회복을 하며 성장호르몬 등을 분비한다. 우리가 취하는 델타 수면의 양

과 아침에 느끼는 개운함과는 직접적인 상관관계가 있다.

스트레스 상태에 있으면 낮 동안 베타파가 과도해지고 알파파가 부족해지는 경향이 있다. 이는 신체 계통이 열심히 작동하지 않으며 회복과 재생 시간이 부족하다는 것을 의미한다. 세타파 또는 꿈수면은 낮 동안 생각한 것을 처리하고 정리하는 기능을 한다. 낮 동안 베타파가 많을수록 밤에는 세타파가 많아지는 경향이 있다. 즉 피곤한 꿈수면이 늘어나고 치유의 깊은 수면이 줄어든다.

깊은 수면이 일어나기 위해서는 긴장을 풀고 온갖 생각을 내려놓아야 한다. 마치 원시인이 검은 호랑이에 대한 공포 속에서 사는 것처럼 스트레스 상태에 빠지면 내면의 평화와 고요함 속으로 빠져들지 못하고 선잠을 자게 된다.

안정된 마음은 낮 동안 사용하는 에너지의 양과 밤 동안 보충하고 회복하는 에너지의 양에 직접적인 영향을 미칠 수 있다. 신경계를 재조정하기 위해서는 여러 가지 기술이 필요하겠지만 명상이 중요한 도구가 될 수 있다. 낮 동안 베타파를 안정시키고 알파파를 증가시키면 불안함을 줄이고 깊은 휴식을 취할 수 있다. 낮에 당신의 마음이 안정될수록 밤에 쉴 때 깊은 잠을 잘 수 있다.

## 명상의 4가지 종류

처음 명상을 배우면 어색하고 낯설게 다가올 것이다. 어디에서 어떻게 시작해야 할지 난감할 수도 있다. 다양한 유형의 명상은 각기 나름의 효능이 있는데 대략 4가지로 나눌 수 있다.[155, 157]

### 1. 상태 바꾸기 요법

마음의 상태를 변화시키기 위해 고안된 요법으로 행복감이나 희열의 경험을 활성화하기 위해 실시한다. 초월 명상과 같은 만트라 기반의 요법과 쿤달리니와 같이 에너지 중심의 요법이다.

### 2. 의도 중심의 시각화 요법

한가한 바닷가나 고요한 숲속처럼 특정한 그림에 마음을 집중하도록 설계된 요법이다. 마음을 그곳으로 데려가면 몸도 마치 그곳에 있는 것처럼 반응할 것으로 기대하는 것이다(신경계는 실제와 생생한 상상을 구별하지 못한다).

### 3. 최면 및 암시 요법

특정한 결과를 촉진할 수 있는 생각이나 원리에 마음을 집중하도록 고안된 요법이다.

### 4. 몸 중심의 명상 요법

긴장을 풀고 몸을 충분히 느낄 수 있도록 돕는다. 내 경험으로 미뤄볼 때

피로 환자들에게는 몸 중심의 명상 요법이 가장 큰 도움이 됐다. 첫째, 긴장을 풀고 몸을 충분히 느낄수록 몸이 원하는 것에 집중할 수 있다. 둘째, 신체 중심의 명상을 실시할 때 지금 이 순간을 자각할 수 있다. 마지막으로, 생각을 내려놓고 지금 이 순간 신체에 집중함으로써 긴장을 풀고 몸과 마음을 이완시킬 수 있다. 이 요법은 일상에서 짧은 시간만 내면 충분히 적용할 수 있어 적극 추천한다.[156,158,159]

## 명상 방법

명상은 결코 어렵지 않다. 그렇다고 누구나 쉽게 명상을 할 수 있는 것은 아니다. 먼저 특정 생각을 내려놓고 지금 이 순간에 집중한다. 명상을 시작했을 때 어떤 생각이 떠오르면 그것을 알아차리고 그 생각을 내려놓는다. 또다시 생각이 떠오르면 그 생각을 인지하고 다시 내려놓는다. 그러면서 나의 몸을 바라보는 것이다.

나를 지도했던 명상가는 '생각은 열차이며 마음은 그 열차들이 지나가는 기차역'이라고 비유했다. 각각의 열차(생각)를 지켜보지만 거기에 탑승하지는 않으며 그것이 지나가는 것을 바라본다는 것이다. 명상 지도자의 비유는 논리적이었지만 처음에는 그 말을 제대로 이해할 수 없었다. 그리하여 나만의 방법을 터득했는데, 내가 생각하는 효과적인 방법은 자신의 생각을 관찰한 뒤 그것을 내려놓고 신체의 감각을 느끼는 것이다. 그러기 위해서는 호흡에 집중하는 것이 도움이 된다.

명상은 매일 단 10분이라도 꾸준히 규칙적으로 하는 것이 좋다.

## 잘못된 항상성에서 벗어나기

명상을 통해 신경계를 안정시켜도 우리 몸은 또다시 스트레스 상태로 돌아간다. 몸이 스트레스 상태에 맞춰져 있기 때문에 몸이 기억하는 균형 상태로 되돌아가는 것이다. 우리 몸은 온갖 종류의 '항상성' 균형이 작용하는데 혈압, 혈당, 체온부터 신진대사, 심박수와 생체리듬에 이르기까지 익숙해진 균형을 유지하려 한다. 지금까지 당신이 부적응적 스트레스 반응 상태에서 살아왔다면 몸은 그것을 균형 상태로 믿기 때문에 그 상태로 돌아가려고 한다.

이런 현상을 바로잡기 위해서는 먼저 신경계에 무슨 일이 일어나고 있는지, 무엇이 그것을 촉발했는지 알아야 한다. 또한 신체 계통이 부적응적 균형으로 되돌아가려고 하는 순간을 잘 알아차리는 것이 필요하다. 그래야만 정상적인 상태로 되돌리기 위한 노력이 가능하다.

앞서 에너지를 소진시키는 성취자, 완벽주의자, 조력자, 불안, 통제자의 5가지 성격 유형을 알아봤다. 당신이 어떤 성격 유형에 해당하는지 파악하면 자신의 문제가 무엇이고 어떻게 해결해야 할 것인지 해답이 보일 것이다.

# 성격 유형 체크리스트

성격 유형 1. 성취자

- 에너지가 없음에도 무리하게 업무를 추진하는가?
- 자존심 때문에 프로젝트에 지나치게 헌신하는가?
- 바쁘게 지내기 위해 휴식을 거부하는가?

성격 유형 2. 완벽주의자

- 일을 정확하게 처리하는 게 얼마나 중요한가?
- 다른 사람들은 신경 쓰지 않는 지엽적인 것 때문에 힘들어하는가?
- 일을 제대로 처리하는 과정에서 심리적 압박을 경험하는가?

성격 유형 3. 조력자

- 몸의 요구를 무시하고 다른 사람의 필요를 우선하는가?
- 다른 사람의 필요가 당신의 필요보다 중요하게 생각되는가?
- 다른 사람에게 도움을 요청하는가 아니면 언제나 도움을 요청받는 편인가?

성격 유형 4. 불안

- 마음이 언제나 많은 생각으로 분주한가?
- 끊임없이 상황을 분석하고 해야 할 일을 체크하는가?

- 생각이 폭주할 때 혼란과 격한 감정을 경험하는가?

성격 유형 5. 통제자

- 모든 업무가 특정한 방식으로 진행돼야 안심되는가?
- 당신의 원칙 때문에 다른 사람을 통제하고 싶다는 욕구를 느끼는가?
- 당신이 통제할 수 없는 상황은 회피하는가?

자신의 성격 유형을 제대로 인지한다면 점진적으로 사고와 습관을 바꿔 나갈 수 있는 힘이 생길 것이다.

## 뇌의 재설계

신경가소성이란, 뇌가 습관과 행동을 학습하고 유지하게 되는 과정을 말한다. 어떤 특정 사고 유형을 반복하면 뇌는 그것을 자동적으로 실행하도록 학습된다. 말 그대로 뇌에 학습 유형이 설계되는 것이다. 오랫동안 수행해온 특정한 사고 유형을 바꾸려면 이미 확립된 신경 경로와 싸워야 한다. 예를 들어, 직장에서 집까지 같은 길로 운전을 해오다 이사를 해서 새로운 길로 가야 할 경우, 주의를 기울이지 않으면 자기도 모르게 예전 집으로 운전을 하고 있는 자신을 발견할 것이다.

### 사고 유형을 바꿀 수 있는 2가지 단계

사고 유형을 바꾸는 중요한 2가지 팁은 다음과 같다.

**| 1단계. 인식 |**

당신의 성격 유형을 분명하게 인식한다면 그것을 바꿀 수 있는 힘이 커질 것이다. 물론 시간과 훈련이 필요하다. 지금 당장 시작할 수 있다는 자신감을 갖길 바란다.

**| 2단계. 훈련과 근면 |**

보다 적극적으로 당신의 뇌를 재교육하고 새로운 신경 경로를 설계해야 한다. 그러기 위해서는 뇌가 새로운 방식으로 기능할 때까지 근면 성실하게 꾸준히 지속해야 한다. 예를 들어, 당신의 마음이 성취자 유형을 실행 중인데 몸은 휴식이 필요하다고 가정해보자. 마음은 직장의 프로젝트를 끝내야 한다고 몸을 다그치고 있다. 이때 성취자 유형이 작동하고 있다는 사실을 인지하면 다른 선택을 할 수 있는 기회가 생긴다. 과거에는 성격 유형의 노예가 되어 몸의 요구를 무시했지만 이제는 이러한 사실을 인지했기 때문에 다른 선택을 할 수 있다.

CHAPTER 16

# 영양의 기본 원칙

나는 만성피로에 시달리다 새로운 삶을 설계하는 과정에서 채식주의자가 되기로 결심했다. 하지만 결코 쉬운 선택은 아니었다. 나는 어려서부터 입이 짧았고 내가 좋아하는 채소는 완두콩과 감자, 단 2가지뿐이었다. 채식주의자가 되고 나서 다양한 음식을 먹어야만 했다. 나의 건강을 개선하기 위해 치러야 하는 작은 대가였다. 나는 4년 동안 채식주의 식단을 유지했지만 건강은 눈에 띄게 나아지지 않았다. 나는 그 이유를 레슬리 켄튼의 워크숍에 참석하고 나서 깨달았다.

그녀는 생식 운동의 선구자로 모든 동물성 단백질의 금식을 주장했지만, 지금은 동물성 단백질의 중요성에 공감하고 우리 몸에 필요하다고 강조하고 있다. 그녀는 혈당의 균형과 부신 건강의 증진에 있어 동물성 단백질이 필수적이라고 말한다. 나는 새로운 가설을 접하면 직접 그 가설을 시험해보는 일에 너무나 익숙해져 있기 때문에 일주일 동안 매일 동물성 단백질을 먹어보기로 결심했다. 효과는 엄청났다. 나의 에너지 수준은 증가했고 에너지의 안정성 역시 향상됐다. 1달 만에 나는 완전히 회복 단계로 들어섰고 정상적인 활동 수준으로 되돌아갈 수 있었다.

그로부터 1년 후 나는 영양치료사 니키 그라트릭스를 만났는데 그녀는 2년에 걸쳐 생식으로 식단을 바꾼 참이었다. 우리 두 사람의 식단은 완전히 반대였다. 우리는 누구의 식단이 옳은지 열띤 논쟁을 벌였고, 논쟁의 결판을 내는 길은 또 다른 실험뿐이라는 것을 깨달았다. 나는 고기를 포기할 생각은 없었지만 녹색 채소즙을 하루 한 번 이상 먹기로 동의했다. 니키 역시 생식을 포기할 생각은 없었지만 얼마간 유기농 육류를 섭취하기로 동의했다. 그 결과 나의 에너지 수준은 다시 증가했고 니키의 에너지 수준은 더욱 안정적으로 유지됐다.

## 균형 잡힌 식단의 중요성

생화학적으로 볼 때 우리 모두는 각기 다르다. 특히 음식에 관해 언급하자면 어떤 사람한테는 약이 되는 음식이 다른 사람한테는 독이 될 수도 있다. 에너지 증진을 위해 어떤 음식을 섭취해야 하는지 명확한 해답을 원하는 사람들은 이런 주장이 불편할 수 있다. 그러나 영양과 관련한 문제에 정해진 답은 없다.

나는 당신 몸이 어떤 음식에 어떤 반응을 보일지 알지 못한다. 당신의 몸에 귀를 기울여야 하는 것은 당신의 몫이다. 나는 단지 당신이 방향을 잡을 수 있도록 도움이 되는 원칙을 소개하고 어떤 음식을 왜 피해야 하는지 가이드만 줄 수 있다. 그렇다고 피로 환자들의 식단이 전부 잘못됐다는 것은 아니다. 하지만 많은 사람이 최상이 아닌 식단에 익숙해져 있으며 이는 에너지 수준에 직접적인 영향을 준다.

일반적으로 바람직하지 않은 서구 식단은 파스타, 흰 빵, 감자칩, 케이크, 쿠키, 당과류, 소다수, 탄산음료와 같은 가공식품일 것이다. 정제된 탄수화물로 불리는 이런 식품 위주의 식단은 섬유질, 단백질, 좋은 지방, 비타민, 미네랄같이 우리 몸에 필요한 영양소의 함유량이 낮다.

당연한 소리이지만, 매끼 다양한 영양소가 풍부한 식품을 골고루 섭취하고 균형 잡힌 식단을 유지하는 것은 정말 중요하다.

- 미토콘드리아가 에너지를 생성하는 연료가 되는 필수영양소를 공급한다.
- 혈당(포도당)과 관련 에너지의 균형을 유지한다. 부적응적 스트레스 반응과 호르몬 기능의 부담을 줄이는 데 매우 중요한 역할을 한다.
- 전반적인 소화 기능과 장내 미생물군을 향상시킨다. 식품불내증을 피하고 소화계에 대한 전반적인 부담을 줄인다.
- 부신 기능을 비롯한 호르몬 균형을 유지하는 영양소를 공급한다.
- 면역 기능과 해독 작용 등을 지원하는 영양소를 공급한다.

당신이 어떤 음식을 섭취하는지는 건강 그 이상을 의미한다. 식습관은 이 책에서 지금까지 다룬 거의 모든 것에 직접적인 영향을 미친다.

## 스텝 11. 식습관을 개선하라

무엇을 먹을 것인가 하는 문제에 관해서는 먼저 2가지 원리를 강조하고 싶다. 바로 혈당과 식품불내증이다.

### 요동치는 혈당

혈당은 신체의 에너지원이다. 지나치게 단순화한 견해일 수 있지만 꾸준한 에너지를 공급받기 위해서는 혈당을 안정적인 수준으로 유지해야 한다. 너무 높은 혈당은 당뇨의 징후이며 반대는 저혈당증이다. 두 경우 모두 부신은 다시 균형을 맞추기 위해서 열심히 일해야 한다.

만약 식빵과 흰 쌀밥 같은 정제된 탄수화물 위주의 식단으로 인해 섬유질, 단백질, 통곡물과 같은 복합 탄수화물과 채소 등의 섭취가 부족하다면 인슐린 수준이 높아질 위험이 있다. 우리 클리닉에서는 이런 현상을 '혈당 롤러코스터'라고 부른다(그림 참조).

식사 시간의 간격이 너무 벌어지거나 정제된 탄수화물처럼 소화 흡수가

| 혈당 롤러코스터 |

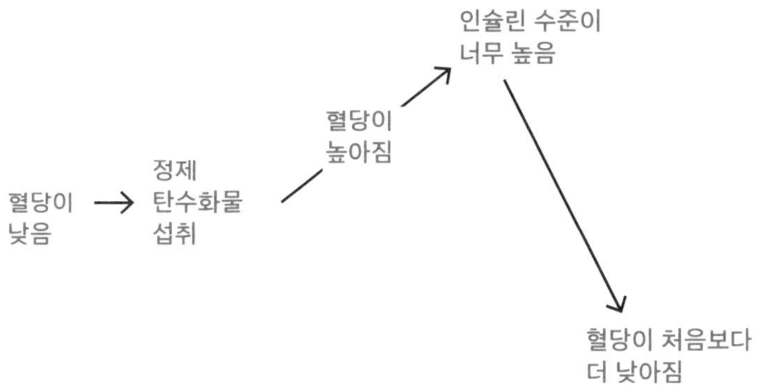


빠른 음식 위주로 섭취하면 혈당 수준이 갑자기 치솟았다가 급격히 떨어진다. 이렇게 추락한 상태에서 안정을 되찾기 위해 흡수가 빠른 초콜릿같이 단 음식을 찾게 되는 악순환이 반복된다.

### 혈당 롤러코스터의 영향

악순환이 지속되면 다음과 같은 다양한 증상이 유발될 수 있다.

- 당류 갈망
- 과도한 발한
- 어지러움
- 피로
- 흐린 시야
- 떨림

- 빠른 맥박 또는 두근거림
- 과민성
- 집중이 어렵거나 멍함

이러한 악순환은 스트레스호르몬을 방출하는 데도 영향을 준다. 또한 부적응적 스트레스 반응을 촉발하며 이러한 과정을 통해 악순환이 고착된다. 그나마 다행인 것은 비교적 쉽게 혈당을 안정시킬 수 있는 방법이 있다는 사실이다. 바로 단백질, 지방, 탄수화물의 균형이 잡힌 건강식을 섭취하고 과도한 탄수화물의 섭취를 지양하는 것이다.

## 식품불내증

음식을 먹고 나면 갑자기 피곤해지는가? 복부 팽만감이나 브레인포그 증상이 악화되는가? 특정 음식을 섭취했을 때 이런 현상이 나타날 수 있으며, 이른바 식품불내증의 직접적인 결과일 수도 있다.[160,161] 식품불내증이란, 면역체계가 섭취한 음식을 신체를 위협하는 것으로 인식해 반응하는 것을 말한다. (음식 알레르기와는 완전히 다르다. 특정 음식에 대한 알레르기 반응은 즉각적이며 치명적이다.)

연구에 따르면, 식품불내증에 의한 염증 및 면역 활성화는 미토콘드리아에 직접적인 영향을 미칠 수 있으며 에너지 생성에도 관여한다. 또한 식품불내증은 다음과 같은 다양한 증상을 유발하기도 한다.

- 트림, 복부 팽만
- 두통, 멍함
- 소화불량
- 코 막힘
- 근골격계 통증

사실 음식에 대한 최악의 반응은 소화계 증상보다 브레인포그나 두통 등의 증상이다. 식품불내증을 일으키는 식품은 매우 다양하지만[162] 유제품이나 글루텐이 문제가 될 때가 많다.

## 소화에 좋은 식습관

혈당 관리의 중요성과 식품불내증에 대해 살펴봤으니, 소화에 도움이 되는 행동과 하지 말아야 하는 행동에 대해서도 알아보자.

### 추천하는 식이요법

**| 단백질을 충분히 섭취한다 |**

매끼 단백질을 섭취하도록 한다. 단백질은 포도당의 방출을 둔화시킴으로써 혈당의 균형을 도와주고[163] 호르몬 및 근육의 구성에 필요한 영양을 제공한다. 좋은 단백질원으로는 달걀, 생선, 가금류, 플레인 요거트, 염소젖

치즈, 두부, 견과류, 씨앗류, 콩류, 붉은 고기, 단백질 분말 등이 있다. 식단의 30% 이상을 단백질이 풍부한 음식을 섭취하는 것이 좋다.

**| 좋은 지방을 선택한다 |**

지방은 오랫동안 나쁜 이미지로 사람들로부터 외면당해왔다. 하지만 올리브 오일이나 견과류 오일처럼 좋은(불포화) 지방과 버터나 치즈 같은 나쁜(포화) 지방을 구별해서 섭취해야 한다. 적정량의 좋은 지방은 건강에 매우 유익하며 우리 몸이 스스로 생성하지 못하는 필수지방산의 원천으로 반드시 필요하다. 필수지방산은 호르몬 기능을 비롯한 다양한 역할을 수행한다.[164] 또한 비타민A·D·E 등의 흡수도 돕는다.

연어, 고등어, 정어리, 무지개송어 등과 같이 기름이 많은 생선은 좋은 지방원이다. 아몬드, 캐슈너트, 호두, 브라질너트 등의 견과류나 해바라기씨, 아마씨, 치아씨 등의 씨앗류도 몸에 좋으며 신선한 아보카도와 올리브 오일도 건강에 유익하다.

**| 무지개색으로 먹는다 |**

이런저런 채소를 듬뿍 넣은 샐러드로 식탁을 풍성하고 다채롭게 만들면 다양한 비타민과 미네랄을 섭취할 수 있다.[165] 식탁의 절반 이상을 컬러풀한 채소로 차려 끼니마다 다양한 영양소를 골고루 섭취해보자. 아침 식사로 채소 오믈렛, 채소 수프, 시금치나 케일이 들어간 채소 스무디를 먹으면 간편하게 영양을 챙길 수 있다. 채소는 양껏 먹되 과일은 당분 함량이 높기 때문에 적정량만 섭취한다. 채소를 먹으면 섬유질까지 섭취할 수 있어

장 기능을 유지하는 데 도움이 된다.[166~168]

**| 식사 시간을 체크하고 규칙적으로 먹는다 |**

건강하고 균형 잡힌 몸을 위해 3~5시간마다 음식을 먹으려고 노력한다. 단, 아침에 일어나서 1시간 안에 음식물을 섭취하도록 한다.[169] 혈당의 균형을 유지하기 위해서는 이보다 더 자주 먹어야 할 수도 있지만 언제나 몸이 하는 말에 귀를 기울이는 게 우선돼야 한다. 간헐적 금식에 대해서는 여전히 많은 논란이 있는데,[170,171] 부신이 민감한 사람은 위험할 수 있다.

**| 유기농 식품을 섭취한다 |**

유기농 식단은 항생제, 살충제, 화학 비료, 기타 화학물질에 대한 노출을 최소화하고 일부 영양소 수준을 증가시키는 데 유익하다.[172] 유기농 식품은 대체로 값이 비싸다. 모든 식품을 유기농으로 구입하기 어렵다면 육류, 유제품, 달걀 등을 우선적으로 선택한다. 자연에서 풀어놓고 풀을 먹여 키운 육류는 차선책이 될 수 있다.

**| 충분한 수분을 섭취한다 |**

매일 2L의 수분을 섭취하는 것이 이상적이다.[173] 음식에 포함된 수분을 고려해 1~1.5L의 물을 마시길 권한다. 과일이나 허브차도 수분으로 간주되나 매일 적당량의 생수를 마시는 것이 더 좋다. 과일 주스는 당류가 많이 함유되어 있으니 섭취를 제한하는 것이 좋다.

| 정성을 다해 먹는다 |

스트레스 상태에서 음식을 먹게 되면 소화에 안 좋은 영향을 미친다. 식사할 때는 천천히 음식을 충분히 씹는 것이 중요하다. 텔레비전을 보거나 다른 일을 하면서 음식을 먹지 않도록 한다.[174]

## 피해야 하는 식품

| 당류 |

정제된 설탕과 탄수화물, 알코올, 말린 과일, 과일 주스 등은 당류가 지나치게 많은 식품이다. 흰 식빵, 파스타, 케이크, 비스킷 등의 정제된 탄수화물은 빨리 소진되는 에너지원을 제공하며, 에너지가 곧바로 소진됨으로써 신체에 부담을 줄 수 있다. 통곡물이나 정제되지 않은 탄수화물은 꾸준하게 에너지를 방출함으로써 지속적으로 에너지 수준을 유지하는 데 도움이 된다.[175]

| 글루텐과 유제품 |

글루텐과 유제품을 배제한 식단이 이상적이긴 하다. 이런 식단은 소화기 계통의 증상뿐 아니라 건강한 신체에도 큰 도움이 된다.[103,160,176~179] 글루텐과 유제품을 배제한 식단에 도전하고 싶다면 먼저 3개월간은 유제품이 함유되지 않은 식단을, 6주 동안은 글루텐이 함유되지 않은 식단을 시도해보면 좋다. 사람에 따라서는 며칠에서 몇 주 만에 건강을 회복하는 효과를 보기도 한다.

특정 식품을 식단에서 제외할 경우, 전체 식사량이 줄지 않도록 주의한다. 그리고 균형 잡힌 식단을 위해 배제한 식품과 동일한 영양소를 함유한 식품을 섭취해야 한다. 예를 들어, 유제품을 섭취하지 않을 경우에는 시금치, 브로콜리, 완두콩 등의 콩류, 아몬드 등 칼슘이 풍부한 식품의 섭취를 늘린다. 글루텐을 배제한 식단을 차릴 때는 섬유질이 풍부한 채소와 글루텐이 함유되지 않은 퀴노아, 콩류, 씨앗류의 섭취가 필요하다.

**| 카페인 |**

현대인들은 카페인으로 하루를 버틴다고 해도 과언이 아니다.[180~183] 카페인은 커피뿐 아니라 차, 콜라, 코코아, 에너지 드링크에도 들어 있다. 카페인이 함유된 식품 대신 루이보스, 페퍼민트, 생강, 캐모마일 등의 허브차를 마시는 것도 좋다.

**| 인스턴트식품 |**

레토르트식품은 구매 시 포장지를 잘 살펴봐야 한다. 감미료, 방부제, 색소 등이 함유된 식품은 일단 피하는 것이 좋다. 가공식품은 설탕과 기타 화학조미료가 첨가된 경우가 많은데 혈당의 균형에 영향을 줄 수 있다. 가공식품에는 대체로 경화유지가 함유되어 있는데 이는 염증 반응 및 심장 질환에 관여하므로 가급적 섭취를 피한다.

**| 같은 음식 |**

음식에 예민하거나 요리를 좋아하지 않으면 매일 똑같은 음식을 먹을 수 있다. 이런 습관이 장기간 지속되면 음식에 대한 민감성이 강화될 수 있으며 장내 미생물군의 다양성이 저하될 수 있다. 가급적 다양한 식품을 섭취하는 식단을 권한다.

## 80/20 법칙

누구도 끼니마다 완벽한 식단을 차릴 수는 없다. 우리의 목표는 음식을 두려워하는 것이 아니라 음식과 올바른 관계를 맺고 식품에 변화를 줌으로써 섭취하는 음식이 최상의 에너지원으로 기능하게 하는 것이다. 바람직한 식단이라 일컫는 원칙을 80%만 지킬 수 있어도 엄청난 효과를 볼 수 있다. 따라서 20% 정도는 놓친다 해도 아무 문제가 없다. 한 가지, 글루텐이나 유제품을 식단에서 배제하는 것이 얼마나 유익한지 알려면 초기에는 매우 엄격하게 이 원칙을 지켜야 한다. 하지만 나는 당신한테 완벽한 식단이 어떤 건지 잘 모른다. 거듭 당부하건대, 자신의 몸에 귀를 기울이는 노력을 하길 바란다.

CHAPTER 17

# 필요하다면 전문가의 도움을 받을 것

내가 클리닉을 설립하고 웹사이트의 도메인 등록을 하기 몇 달 전이었다. 문득 나를 치료했던 진료의가 떠올랐다. 모두 세어보니 총 36명이었다. 그들과의 만남에는 언제나 희망과 경제적 비용이 투자됐다. 나는 학자금 융자의 대부분을 건강식품과 보충제 구입에 쏟아부었다. 어떤 진료는 효과가 있었지만 무의미한 만남도 있었다. 하지만 그들과의 만남을 통해 어떤 것이 훌륭한 클리닉인지에 대한 값진 교훈을 얻었다. 실제 경험을 통해 무엇을 해야 하며 무엇을 하지 말아야 하는지 알게 됐다.

앞서 말했듯이 당신 스스로 성공적인 치료를 위한 배의 선장이 돼야 한다. 당신은 완치할 수 있다는 믿음을 갖고 앞으로 나아가야 한다. 이때 당신 곁에 훌륭한 진료의가 함께한다는 것은 매우 중요하다. 그들은 당신의 든든한 지원군이 돼줄 것이다. 혼자 걷는 길은 외롭지만 누군가와 함께한다면 서로 믿고 의지하며 치료 효과에서 시너지를 낼 수 있다. 당신이 믿고 의지할 수 있는 진료의를 찾는 것이 중요한 이유다.

## 스텝 12. 조력자를 만들어라

가장 힘들고 고통스러울 때 어떤 길을 가야 할지, 어떻게 치유의 여정을 헤쳐 나갈지 방향을 잡지 못하는 순간이 있다. 피로는 독특한 특성을 지닌 복합적인 증상이다. 따라서 피로에 대한 노하우와 경험이 풍부한 전문의를 만나야 한다. 진료의와 환자 모두 각자의 역할을 충분히 수행하면서 조화롭게 협력할 때 바람직한 동반자 관계가 이뤄질 것이다. 그렇지 못할 경우 환자는 극심한 좌절감을 맛볼 수 있다.

의사를 믿고 치료에 임했는데 증상이 나아지지 않는다면 자신의 생각을 정확하게 전달하는 것이 필요하다. 올바른 의사라면 환자의 목소리에 귀를 기울일 것이며 의사가 태도가 석연치 않다면 진정 나와 함께 치료를 할 수 있는지 의심해봐야 한다. 물론 치료적 관계가 언제나 호의적이고 무난한 것은 아니다. 심리적 측면을 다룰 때 환자 스스로 마주하기 어려운 자신의 과거를 되돌아봐야 할 수도 있고, 의사와 환자가 갈등 관계에 놓일 수도 있다.

지금까지 피로를 해독하기 위한 주요 요소를 살펴봤고, 함께 이뤄낼 회복을 위한 여정의 지도를 만들었다. 이제 당신의 회복을 위한 계획을 세워야 할 시간이다.

CHAPTER 18

# 실전! 회복 플랜

드디어 해냈다! 지금까지 함께 오는 길이 그리 쉽지만은 않았을 것이다. 변할 수 있다는 가능성에 대한 흥분과 어디에서 시작해야 할지에 대한 당혹감을 동시에 느끼고 있다면 그것은 당연한 일이다.

엉뚱한 질문을 하나 해보겠다. 코끼리 한 마리를 어떻게 먹을 수 있을까? 당신이 채식주의자가 아니고 이색적인 음식을 좋아한다는 가정하에 그 질문에 대한 대답은 '한번에 한입씩 먹는다'일 것이다. 한번에 코끼리 한 마리를 다 먹을 수 없듯 이 책에 나온 모든 것을 한번에 다 실천할 수는 없다.

지금부터 우리가 해낼 과제는 어디에서부터 어떻게 시작할지에 대한 계획을 수립하는 것이다.

## 피로 해독과 치유를 위한 12계단

이 책에서 공부한 12계단을 다시 복습해보자.

스텝 1. 책임감을 가져라

스텝 2. 정확한 진단을 받아라

스텝 3. 미토콘드리아의 역할을 이해하라

스텝 4. 자신의 성격을 파악하라

스텝 5. 치유 환경을 조성하라

스텝 6. 치유 상태에 돌입하라

스텝 7. 소화 기능을 최적화하라

스텝 8. 호르몬 균형을 유지하라

스텝 9. 면역체계를 지원하라

스텝 10. 자신만의 기준치를 발견하고 페이스를 조절하라

스텝 11. 식습관을 개선하라

스텝 12. 조력자를 만들어라

### 스텝 1. 책임감을 가져라

당신의 치유 여정에 대한 책임은 당신한테 있다. 내가 삼촌과의 대화를 통해 전환점을 경험했듯 당신에게도 나와 비슷한 깨달음이 있기를 바란다. 삶이 바뀌기를 바란다면 당신이 그것을 해내야만 한다.

### 스텝 2. 정확한 진단을 받아라

내가 이 부분을 챕터 2에서 다룬 데는 그만한 이유가 있다. 피로를 유발하는 원인 중에는 의학적으로 설명 가능한 다양한 문제가 있을 수 있으며 그것을 확인하기 위해서는 자격을 갖춘 전문의의 진단을 받아야 한다. 생명을 위협할 수 있는 심각한 증상의 징후가 있을 수도 있는데 이럴 경우 빠른 의학적 조치가 필요하다. 따라서 이 경고를 가볍게 여기지 않도록 한다.

그런데 당신이 받은 진단이 피로, 만성피로, 근통성뇌척수염, 바이러스감염후 피로증후군, 섬유근통 중 하나라면 그것은 진정한 진단이라 할 수 없다. 이런 진단은 증상에 대한 명칭일 뿐 그런 증상이 발생한 이유에 대해서는 아무것도 말해주지 않기 때문이다.

### 스텝 3. 미토콘드리아의 역할을 이해하라

피로에 대한 생화학적인 설명이 가능하며 이는 세포의 에너지 생성과 관련이 있다. 피로를 해독하기 위해서는 이 과정의 주요 원리를 이해하는 것이 필요하다. 피로에 대한 생물학적 근거가 있다는 사실을 깨닫는 것만으로도 큰 힘이 될 것이다.

### 스텝 4. 자신의 성격을 파악하라

에너지를 소진하는 5가지 성격 유형에 대해서 살펴봤다. 성취자, 완벽주의자, 조력자, 불안, 통제자로 1~2가지만 해당될 수도 있고, 5가지 모두 해당될 수도 있다. 중요한 점은 이러한 성격 유형이 표출될 때 그것을 알아차리는 연습을 하는 것이다. 그렇지 못하면 부적응적 스트레스 반응을 촉발할 뿐 아니라 활동 수준을 개선하려는 시도를 끊임없이 방해하기 때문이다.

### 스텝 5. 치유 환경을 조성하라

치유를 위해 도움이 되는 환경을 조성하는 일은 중요하다. 과거의 부담이 피로를 유발하는 데 주요한 역할을 했고 그 여파가 현재까지 지속된 것일 수 있다. 현재 지나치게 큰 부담을 안고 있다면 몸은 치유를 위한 최적의 환경을 조성하기 어렵다.

### 스텝 6. 치유 상태에 돌입하라

몸이 치유되려면 먼저 치유 상태로 들어가야 한다. 그러기 위해서는 신경계를 안정시키는 것이 매우 중요하다. 이 단계가 제대로 이뤄지지 않으면 온전한 회복은 불가능하다.

### 스텝 7. 소화 기능을 최적화하라

몸이 음식을 분해해서 에너지를 흡수하지 못하면 미토콘드리아가 제대로 작동하지 못한다. 더불어 소화계에 영향을 미칠 수 있는 여러 문제에 대해서도 살펴봤다. 소화 계통의 문제는 숙련된 진료의의 도움을 받음으로써 해소될 수 있다.

### 스텝 8. 호르몬 균형을 유지하라

챕터 10에서는 부신에 초점을 맞춰 호르몬에 대해 살펴봤다. 스트레스를 받으면 부신은 더 열심히 일하게 된다. 미토콘드리아가 충분한 에너지를 생산하지 못하면 부신이 그 부족분을 메워야 하기 때문이다. 이 상태가 지속되면 부신은 조절 장애 상태에 빠지게 된다. 그러면 흥분제를 사용하기 쉬운데 이는 상황을 더욱 악화시킨다.

### 스텝 9. 면역체계를 지원하라

챕터 11에서는 면역 기능에 대해서 알아봤다. 피로가 하나의 바이러스 과부하로 유발되는 경우는 드물며 면역체계가 과로할 경우 에너지 수준은 큰 타격을 받는다. 면역체계를 위협하는 바이러스 감염, 독성 곰팡이, 라임병 및 동시 감염에 관한 주요 원리도 살펴봤다. 의심되는 사안이 있다면 숙련된 진료의의 도움을 받아야 한다.

### 스텝 10. 자신만의 기준치를 발견하고 페이스를 조절하라

챕터 13과 챕터 14에서 회복을 향한 여정, 피로 지도 2를 통해 몸에 귀를 기울이는 것과 기준치를 발견하는 것 그리고 페이스 조절을 배우는 것의 중요성을 살펴봤다. 또한 회복의 3단계에 대해서도 알아봤다. 여기에서 제시된 쉽지 않은 단계들을 건너뛰고 다른 요소를 고치는 것만으로 충분하기를 바랄 수도 있다. 하지만 그것은 논리적으로 맞지 않는 희망 사항이다. 몸을 밀어붙여서 회복하는 것은 불가능하며 몸이 필요로 하는 휴식을 보장해줘야만 한다. 몸을 '고치려는' 것이 아니라 몸이 스스로 치유할 수 있도록 도움이 되는 환경을 조성해야 한다.

### 스텝 11. 식습관을 개선하라

챕터 16에서는 치유에 도움이 되는 식단에 대해 살펴봤다. 지속 가능한 변화를 이끌어내기 위해서는 꾸준한 노력이 필요하다.

### 스텝 12. 조력자를 만들어라

마지막으로 챕터 17에서는 자신에게 맞는 진료의를 찾고 능동적으로 의사와의 관계를 정립하는 방법에 대해서 살펴봤다. 회복은 환자 한 사람만의 노력으로 이뤄지지 않는다. 의료팀과 상호보완적인 관계를 올바르게 정립할수록 효과적인 회복이 가능하다.

## 회복 목표 설정

피로 회복의 12계단 계획은 어디에서 시작해야 할까? 우선 챕터 13과 챕터 14를 복습해보길 추천한다. 활동 수준을 정상적으로 정립하고 현재 회복 단계를 제대로 확립하는 것은 다음 단계를 계획하는 데 있어 매우 중요하다. 어느 한 단계에서 누군가에게 도움이 된 것이 다른 사람한테는 오히려 해가 될 수도 있다는 사실을 명심하자.

이러한 변화를 이끌어내기 위해서는 몇 가지 목표에 초점을 맞추는 것이 도움이 된다. 우리가 챕터 12에서 사고방식에 대해 살펴봤듯이 치유의 길로 나아가겠다는 열의와 헌신이 있어야 한다. 단, 더 빨리, 더 효율적으로 해내려고 하는 성취자 유형의 성격을 촉발하지 않아야 한다.

이를 위해서는 얼마나 많은 활동을 할 것인지 또는 언제까지 증상을 개선시킬 것인지에 대한 목표를 세우지 않아야 한다. 이러한 목표는 간접적인 결과로 나타날 수 있으며 직접적으로 통제할 수 있는 것이 아니다. 그렇게 하려고 시도하다 보면 너무 많은 일에 치이게 된다. 결정적으로 도움이 되는 것은 개선해야 하는 습관과 행동 위주로 목표를 세우는 것이다. 이는 곧 치유의 방향으로 나아가는 데 있어 도움이 되는 내외적 환경을 조성해준다.

다음 달에 활동을 얼만큼 할 것인지 목표로 삼지 말고 매일 명상을 몇 분 동안 할 것인지 또는 어떤 음식을 식단에서 빼거나 새로 넣을 것인지를 목표로 정하는 게 좋다. 피로 환자 중에는 성취자 유형이 매우 흔하다. 어떤 일을 결심할 때는 실제로 도움이 되는 쪽으로 유도할 수 있어야 한다.

내가 만약 다시 치유의 여정을 가야 한다면 꼭 바꾸고 싶은 하나는 바로 치유를 향한 과도한 열정이다. 물론 증상을 개선하고자 하는 결의는 정말 중요하다. 나를 밀어붙인 삼촌과의 대화가 없었다면 나는 오늘 이 자리에 있지 못했을 것이다. 하지만 몸이 낫기 위해서는 치유 상태로 들어가는 게 먼저다. 끊임없이 자신을 다그치면 치유 상태로 들어갈 수 없다.

### # 회복 목표 설정 연습

당신이 선택할 수 있는 회복 목표의 몇 가지 사례를 제시하고자 한다. 여기에 당신만의 아이디어를 더해 당장 시작하는 데 활용하기 바란다.

1. 일주일간 하루에 30분을 투자해 이 책의 동반자 코스를 공부할 것이다.
2. 1달 동안 하루에 한 번씩 동반자 코스에 있는 명상 안내를 들을 것이다.
3. 이번 주 안에 의사를 만나 소화 문제를 해결하기 위한 다음 단계로 나아갈 것이다.

## 고통이 가져다준 삶의 깨달음

회복 목표는 방금 살펴본 것처럼 간단한 행동의 변화일 수도 있지만 때로는 보다 근본적인 것일 수도 있다. 바꿔 말해, 당신의 삶이 피로 증상을 유발한 주요 요인일 뿐 아니라 치유를 가로막는 주요 장애물일 수도 있다. 여기에서 우리는 마주하고 싶지 않은 진실을 대면하게 된다. 치유를 위해서는 정말 어려운 일상의 변화가 수반돼야 한다.

어쩌면 당신은 오랫동안 삶과 유독성 관계를 유지해왔을 수 있다. 그래서 피로는 당신의 몸이 당신에게 그 관계를 끝장내라고 말하는 것일 수 있다. 혹은 당신은 정말 싫어하는 일을 계속해왔는지도 모른다. 당신의 꿈이 아니라 부모님의 강요된 희망 사항이었을 수 있다. 당신의 피로는 몸이 이 사실을 당신에게 호소하는 것일 수도 있다.

논란의 여지가 있지만, 당신이 아프게 된 것은 그럴 만한 이유가 있었기 때문일지도 모른다. 어쩌면 당신의 몸은 고장 난 엔진이 아니라 귀 기울여 들어야 할 심오한 지혜를 가지고 있는지도 모른다. 바닥을 친 상태에서 이러한 지혜에 귀를 기울이는 것은 불가능해 보일 수 있다. 하지만 나는 그것을 해내는 사례를 무수히 목격했다. 피로의 여정을 끝낸 다음 이전보다 더 행복하고 나은 삶을 되찾은 사람들은 수없이 많다. 이를 잘 보여주는 예로, 나의 처제 이야기를 소개하려 한다.

2012년 크리스마스 무렵이었다. 나의 아내 타냐는 막 둘째 딸을 임신한 상태였다. 가족끼리 조용하게 크리스마스를 보내고 싶었기에 우리는 스케줄을 조정했다. 그러다 아내의 여동생 바이올렛이 건강 문제로 힘들어한다는 사실을 알게 됐다. 타냐와 바이올렛은 사이가 아주 좋았다. 우리가 첫째 딸 말리를 갖게 됐을 때 호주에서 10년 가까이 살고 있었던 바이올렛은 우리와 지내기 위해 영국으로 돌아왔다. 그녀가 우리 집 근처로 이사오면서 나는 그녀가 어떤 사람인지 알아갈 수 있었다.

당시 바이올렛은 수개월 전 계단에서 내려오다 발을 헛디뎌서 다리에 골절상을 입었고 폐에 심각한 염증이 생겼는데 낫지 않았다. 크리스마스가 지나면서 바이올렛의 증상은 점점 나빠졌고 응급실 신세까지 져야 했다. 결국 타냐와 나는 신년 휴가 계획을 취소하고 집에서 그녀를 돌보기로 했다. 나는 그녀의 상태를 그리 대수롭지 않게 받아들였다. 일시적인 건강 문제이며 시간이 지나면 나아질 거라고 생각했다.

몇 달 후 바이올렛의 발 상태는 많이 나아졌고 폐도 꾸준히 좋아지고 있었지만 뭔가 석연치 않은 느낌이 들었다. 가장 큰 문제는 그녀가 극심한 피로감으로 고통받는 나머지 그토록 사랑하는 일을 포기할 수밖에 없는 지경에 이른 것이었다. 당시 그녀는 사회복지사로 센트럴 런던의 극빈 가족을 지원하고 있었다. 나는 그녀의 진찰 상담에 몇 번 동행했는데, 한번은 그녀가 단지 우울증을 겪는 것뿐이라고 대수롭지 않게 말하는 전문의와 싸울 뻔한 적도 있었다.

그녀는 바이러스감염후 피로증후군을 겪고 있는 것이 분명해 보였다. 당시 타냐와 나는 아기가 태어나면서 더 큰 집으로 이사를 가려고 준비 중이었는데 바이올렛에게 몸을 추스를 때까지 몇 달간이라도 우리 집에서 같이 지내자고 제안했다. 그렇게 몇 달이 흘렀고 나는 바이올렛이 기운을 차리고 예전의 삶으로 돌아갈 수 있을 거라 생각했다.

그런데 그녀의 상태는 오히려 더 악화됐다. 우리 집으로 들어온 지 몇 달 만에 그녀는 바깥 출입조차 할 수 없는 지경에 이르렀다. 그즈음 우리는 상황을 보다 심각하게 받아들였고, 바이올렛은 우리 클리닉의 진료팀과 치료를 시작했다. 초기에는 약간의 효과가 있어 그녀가 자주 경험하던 탈진이 안정돼가는 모습을 보였다. 하지만 다른 환자들에게서 흔히 볼 수 있었던 성과는 없었다.

우리는 항상 치료가 어려운 환자들을 통해 치료법이 진보를 이룬다고 말해왔다. 그렇지만 내게 가장 많은 배움을 안겨줄 환자가 바로 우리 집에서 함께 사는 처제일 줄은 꿈에도 몰랐다. 우리는 바이올렛에게 돈 주고도 못 사는 우리 클리닉의 특별 패키지를 체험하고 있다는 농담을 하곤 했다. 클리닉 설립자의 집에서 살았으니 말이다. 그런데 배움은 고사하고 내가 일생 동안 개발해온 치료법이 정작 사랑하는 가족에게는 별 도움이 되지 못한다는 사실에 조금씩 걱정이 되기 시작했다.

바이올렛이 아픈 지 2년쯤 됐을 때 우리 영양팀의 직원이 최근에 실시했던 그녀의 피검사에서 면역체계에 관해 의문을 제기했다. 확실하지는 않지만 그녀의 면역체계가 무엇인가와 싸우고 있는 것처럼 보인 것이다. 그

때 비로소 바이올렛이 라임병이 아닌가 하는 의견이 제시됐다. 나는 라임병에 대해 무지한 상태였다.

사실 수년 전 니키가 이렇게 말했던 적이 있었다. "앞으로 라임병이 피로 환자들에게 주요 도전이 될 거예요." 그럼에도 나는 이 병에 대해 잘 알지 못했으며 라임병에 대한 우리 클리닉의 치료법도 전무후무하다시피 했다. 그로부터 몇 달 동안 바이올렛과 나는 이 병에 대해서 열정적으로 공부하기 시작했다. 우리는 라임병에 대한 의학 연구가 아직 초보 단계라는 것을 깨달았으며, 이 분야야말로 주류의학과 기능의학의 협업 가능성을 보여줄 수 있는 훌륭한 사례임을 짐작했다. 이처럼 라임병에 대한 우리 클리닉의 치료법이 마련된 데에는 바이올렛의 치유 여정이 기여한 바가 적지 않다.

바이올렛은 우리와 함께 지내는 동안 스케치를 시작했다. 처음에는 그저 소일거리로 시작한 일이었다. 어떤 날은 하루에 몇 분밖에 할 수 없었음에도 그녀는 점차 이 일에 공을 들이기 시작했다. 그녀의 침실이 우리 집 꼭대기에 있었기 때문에 나는 몇 달이 지나도록 그녀가 무슨 그림을 그리는지 알지 못했다. 그러다 내 생일이 됐는데 바이올렛은 우리의 도움을 매우 고마워하며 답례를 하고 싶어 했다. 그렇게 해서 그녀의 첫 목탄화가 내 생일 선물이 됐다. 바이올렛이 그 작품을 내게 건네줬을 때 나는 아무 말도 할 수 없었다. 아름답게 주름이 패인 노파를 정말 세밀하게 그린 감동적인 초상화였다. 그 작품은 오늘까지도 우리 집 거실에 자랑스럽게 걸려 있다. 그 후 나는 바이올렛에게 가까운 친구를 위한 선물로 작품을 의뢰했고 작업양은 금세 눈덩이처럼 불어났다. 그로부터 몇 년 후 바이올렛은 꾸준히 회복했고 그녀의 삶은 완전히 새로운 방향으로 전개됐다. 그림은 치유 여정의 좋은 친구에서 생계 수단으로 발전했다. 바이올렛이 치유와 그림 작업의 경계를 확장하면서 그녀의 새로운 커리어도 더욱 탄력을 받았다. 그녀는 자신의 치유 여정을 솔직히 털어놓으면서 그림에 진정성과 깊이를 불어넣었다.

현재 바이올렛은 화가로 놀라운 커리어를 쌓고 있으며 영국 런던과 오만에서 전시회도 가졌다. 그녀는 자신의 일을 정말 사랑한다. 그녀는 매우 행복한 삶을 살고 있다. 바이올렛은 라임병으로 고통스럽고 힘들었던 시간이 없었다면 그림에 대한 자신의 재능은 물론 사랑도 발견하지 못했을 거라고 고백한다. 그리고 그것은 매우 어려운 여정이었지만 그럴 만한 가치가 있었다고 말한다.

정말 미안한 말이지만 당신에게 이런 고통이 생긴 것도 그럴 만한 이유가 있기 때문일지 모른다. 당장 그 이유를 알 수는 없겠지만 긍정적으로 생각하는 것이 가장 현명한 선택이 아닐까. 당신의 치유 여정은 단순히 신체적, 정서적인 것만은 아니며 당신의 영혼을 위한 여정이기도 하다. 그러니 치료 과정을 신뢰하고 당신의 몸에 귀를 기울이길 바란다. 그러면 놀라운 미래가 당신을 기다리고 있을 것이다.

## 감사의 말

이 책에서 나눈 이론과 조언을 정리하는 데 도움을 준 모든 사람들에게 일일이 감사를 드린다면 아마 그 목록만 읽다 지쳐버릴 것이다. 그래서 최대한 간단하게 언급하려 한다.

나에게 치료할 수 있는 특권을 허락해준 수천 명의 환자들과 우리 클리닉의 진료의들에게 진심으로 감사를 드린다. 이 책에서 나눈 지혜가 태어나서 다듬어지고 완성된 것은 모두 여러분의 덕분이다. 이 책은 우리 클리닉의 치료법부터 책의 제작까지 오랜 시간 수많은 아이디어를 보탠 모든 직원들의 노력으로 완성됐다.

특별히 2004년에 클리닉을 공동 창업한 니키 그라트릭스와 안나 더스킨스키에게 고마운 마음을 전하고 싶다. 정신없는 세월이었고 많은 것을 배워야 했다. 그렇지만 환자들을 중심으로 통합적인 치료를 한다는 신념만큼은 흔들림 없이 더욱 깊이 뿌리 내릴 수 있었다.

여러 부서의 전현직 디렉터들인 제스 톰슨, 새러 잭슨, 베베 콜랍, 타냐 페이지, 헬렌 리남의 엄청난 노고와 변함없는 우정에 대해 진심으로 감사하다. 특히 경영책임자인 커스티 컬렌에게 클리닉의 사명에 대한 헌신과 중심 가치 및 목적에 대한 충성에 깊은 존경을 표한다.

또한 비서 그레이스 앨런과 재정/운영 부장인 글린 그라트릭스에게 감사하다. 이들의 인내와 한결같음 덕분에 클리닉 운영이 안정적으로 정상 궤도를 달릴 수 있었으며 이 책도 집필할 수 있었다. 또한 우리 자선단체의 이사인 데이비드 부처와 이안 해튼의 노고와 지지에 깊은 감사를 드린다. 나는 항상 우리 클리닉을 오늘의 위치로 이끈 것은 이들이라고 말한다. 각자의 자리에서 성실히 자신의 역할을 맡아준 모든 사람들에게 너무나 고맙다고 말하고 싶다.

이 책이 나올 수 있도록 나를 믿어주고 이끌어준 일레인 오닐과 에밀리 아르비스에게 감사드린다. 조언을 아끼지 않은 편집자 데브라 월터와 책이 완성되도록 잘 정리해준 편집장 줄리 오튼에게 감사 인사를 드린다. 즐겁게 함께 일해준 헤이 하우스의 모든 직원들에게도 감사드린다. 이 책이 세상에 나오기 전부터 글쓰기를 격려해준 켈리 노타라스와 나를 믿어준 미셸 필리에게 깊은 감사를 드린다.

많은 시간 나의 연구를 도와주고 확인해준 새러 벤자민과 원고를 읽고 조언을 아끼지 않은 헬렌 리남, 클레어 쉰슨, 커스티 컬렌에게도 감사의 마음을 전한다.

마지막으로 누구보다 나를 지지해주고 사랑해주는 아내 타냐와 어여쁜 세 딸 말리, 아리엘라, 라이라에게 감사의 말을 전하고 싶다. 그들의 사랑과 지지가 있었기에 이 모든 것이 가능했다.

# 참고 문헌

## CHAPTER 1 | 피로의 근본 원인

1. Arroll, M.A. and Howard, A. (2013), 'The letting go, the building up [and] the gradual process of rebuilding: Identity change and post-traumatic growth in myalgic encephalomyelitis/chronic fatigue syndrome': www.tandfonline.com/doi/full/10.1080/08870446.2012.721882
2. Arroll, M.A. and Howard, A. (2012), 'A preliminary prospective study of nutritional, psychological and combined therapies for myalgic encephalomyelitis/chronic fatigue syndrome (ME/CFS) in a private care setting': www.ncbi.nlm.nih.gov/pubmed/23166120
3. Arroll, M.A., et al. (2014), 'Pilot study investigating the utility of a specialized online symptom management program for individuals with myalgic encephalomyelitis/chronic fatigue syndrome as compared to an online meditation program': www.dovepress.com/pilot-studyinvestigating-the-utility-of-a-specialized-online-symptom-- peerreviewed-article-PRBM

## CHAPTER 2 | 피로를 주류의학으로 설명하기 힘든 이유

4. Wortman, M.S.H., et al. (2018), 'Cost-effectiveness of interventions for medically unexplained symptoms: A systematic review': www.ncbi.nlm.nih.gov/pmc/articles/PMC6188754/
5. Burton, C. (2003), 'Beyond somatisation: a review of the understanding and treatment of medically unexplained physical symptoms (MUPS)': www.ncbi.nlm.nih.gov/pmc/articles/PMC1314551/
6. The Medical Staff of the Royal Free Hospital (1957), 'An outbreak of encephalomyelitis in the Royal Free Hospital Group, London, in 1955': www.ncbi.

nlm.nih.gov/pubmed/13472002
7. Ramsay, A.M. (1965), 'Hysteria and "Royal Free Disease"': www.ncbi.nlm.nih.gov/pmc/articles/PMC1847119/?page=1
8. Ramsay, A.M., et al. (1977), 'Icelandic disease (benign myalgic encephalomyelitis or Royal Free disease)': www.ncbi.nlm.nih.gov/pubmed/861618
9. Ramsay, A.M. (1978), 'Epidemic neuromyasthenia 1955–1978': www.ncbi.nlm.nih.gov/pubmed/746017
10. Pasteur (1881), 'On the Germ Theory': www.ncbi.nlm.nih.gov/pubmed/17830637
11. Smith, K.A. (2012), 'Louis Pasteur, the father of immunology?': www.ncbi.nlm.nih.gov/pubmed/22566949
12. Cortes Rivera, M., et al. (2019), 'Myalgic Encephalomyelitis/Chronic Fatigue Syndrome: A Comprehensive Review': www.ncbi.nlm.nih.gov/pubmed/31394725
13. Sweetman, E., et al. (2019), 'Current Research Provides Insight into the Biological Basis and Diagnostic Potential for Myalgic Encephalomyelitis/Chronic Fatigue Syndrome (ME/CFS)': www.ncbi.nlm.nih.gov/pubmed/31295930
14. Underhill, R.A. (2015), 'Myalgic encephalomyelitis, chronic fatigue syndrome: An infectious disease': http://dx.doi.org/10.1016/j.mehy.2015.10.011
15. Rowe, P.C., et al. (2017), 'Myalgic Encephalomyelitis/Chronic Fatigue Syndrome Diagnosis and Management in Young People: A Primer': www.ncbi.nlm.nih.gov/pubmed/28674681
16. McEvedy, C.P. and Beard, A.W. (1970), 'Concept of benign myalgic encephalomyelitis': www.ncbi.nlm.nih.gov/pubmed/5411596
17. McManimen, S., et al. (2019), 'Dismissing chronic illness: A qualitative analysis of negative health care experiences': www.ncbi.nlm.nih.gov/pubmed/30829147
18. Friedman, K.J. (2019), 'Advances in ME/CFS: Past, Present, and Future': www.ncbi.nlm.nih.gov/pubmed/31058116
19. Centers for Disease Control and Prevention (2020), 'Myalgic Encephalomyelitis/Chronic Fatigue Syndrome (ME/CFS)': www.cdc.gov/me-cfs/index.html
20. Raine, R., et al. (2004), 'General practitioners' perceptions of chronic fatigue syndrome and beliefs about its management, compared with irritable bowel syndrome: qualitative study': www.ncbi.nlm.nih.gov/pmc/articles/PMC420289/
21. Lian, O.S. and Robson, C. (2017), '"It's incredible how much I've had to fight";

negotiating medical uncertainty in clinical encounters': www.ncbi.nlm.nih.gov/pubmed/29063801

22. Collin, S.M. and Crawley, E. (2017), 'Specialist treatment of chronic fatigue syndrome/ME: a cohort study among adult patients in England': www.ncbi.nlm.nih.gov/pubmed/28709432
23. Maizes, V., et al. (2009), 'Integrative Medicine and Patient-Centered Care': www.sciencedirect.com/science/article/abs/pii/S1550830709002341?via%3Dihub
24. Ali, A. and Katz, D.L. (2015), 'Disease Prevention and Health Promotion: How Integrative Medicine Fits': www.ncbi.nlm.nih.gov/pubmed/26477898
25. Bland, J. (2015), 'Functional Medicine: An Operating System for Integrative Medicine': http://www.ncbi.nlm.nih.gov/pubmed/26770161
26. National Institute of Clinical Excellence (NICE) (2007), 'Chronic fatigue syndrome/myalgic encephalomyelitis (or encephalopathy): diagnosis and management of chronic fatigue syndrome/myalgic encephalomyelitis (or encephalopathy) in adults and children': http://guidance.nice.org.uk/CG53/Guidance/pdf/English
27. Baker, R. and Shaw, E.J. (2007), 'Guidelines: Diagnosis and management of chronic fatigue syndrome or myalgic encephalomyelitis (or encephalopathy): Summary of NICE guidance', British Medical Journal, 335(7617): 446–8.
28. Jones, J.F. et al. (2009), 'An evaluation of exclusionary medical/psychiatric conditions in the definition of chronic fatigue syndrome': https://pubmed.ncbi.nlm.nih.gov/19818157/
29. Fukuda, K. et al. (1994), 'The chronic fatigue syndrome: a comprehensive approach to its definition and study': www.ncbi.nlm.nih.gov/pubmed/7978722
30. Brurberg, K.G. et al. (2014), 'Case definitions for chronic fatigue syndrome/myalgic encephalomyelitis (CFS/ME): a systematic review': www.ncbi.nlm.nih.gov/pubmed/24508851
31. Brimmer, D.J. et al. (2013), 'A pilot registry of unexplained fatiguing illnesses and chronic fatigue syndrome': www.ncbi.nlm.nih.gov/pubmed/23915640
32. Bansal, A.S. (2016), 'Investigating unexplained fatigue in general practice with a particular focus on CFS/ME': www.ncbi.nlm.nih.gov/pubmed/27436349
33. Strand, E.B. et al. (2019), 'Myalgic encephalomyelitis/chronic fatigue Syndrome (ME/CFS): Investigating care practices pointed out to disparities in diagnosis and

treatment across European Union': www.ncbi.nlm.nih.gov/pubmed/31805176
34. Cohen, H. (2017), 'Controversies and challenges in fibromyalgia: a review and a proposal': www.ncbi.nlm.nih.gov/pubmed/28458723
35. Arnold, L.M. et al. (2016), 'Fibromyalgia and Chronic Pain Syndromes: A White Paper Detailing Current Challenges in the Field': www.ncbi.nlm.nih.gov/pubmed/27022674
36. Garcia-Monco, J.C. and Benach, J.L. (2019), 'Lyme Neuroborreliosis: Clinical Outcomes, Controversy, Pathogenesis, and Polymicrobial Infections': www.ncbi.nlm.nih.gov/pubmed/30536421
37. Jaulhac, B., et al. (2019), 'Lyme borreliosis and other tick-borne diseases. Guidelines from the French scientific societies (II). Biological diagnosis, treatment, persistent symptoms after documented or suspected Lyme borreliosis': www.sciencedirect.com/science/article/pii/S0399077X19301313?via%3Dihub
38. Rauer, S., et al. (2018), 'Lyme Neuroborreliosis': www.ncbi.nlm.nih.gov/pubmed/30573008
39. Baker, P.J. (2020), 'A Review of Antibiotic-Tolerant Persisters and Their Relevance to Post-treatment Lyme Disease Symptoms': www.ncbi.nlm.nih.gov/pubmed/31926865

## CHAPTER 3 | 인체의 에너지 생성 과정

40. Morris, G. and Maes, M. (2014), 'Mitochondrial dysfunctions in Myalgic Encephalomyelitis/chronic fatigue syndrome explained by activated immuno-inflammatory, oxidative and nitrosative stress pathways', Metabolic Brain Disease, 29(1):19–36.
41. Zaręmbska, A.E., et al. (2018), 'Plasma Nucleotide Dynamics during Exercise and Recovery in Highly Trained Athletes and Recreationally Active Individuals': www.hindawi.com/journals/bmri/2018/4081802
42. Nacul, L., et al. (2019), 'Evidence of Clinical Pathology Abnormalities in People with Myalgic Encephalomyelitis/Chronic Fatigue Syndrome(ME/CFS) from an Analytic Cross-Sectional Study': www.ncbi.nlm.nih.gov/pubmed/30974900

43. Twisk, F.N.M. (2015), 'Accurate diagnosis of myalgic encephalomyelitis and chronic fatigue syndrome based upon objective test methods for characteristic symptoms': www.pubmedcentral.nih.gov/articlerender.fcgi?artid=4482824&tool=pmcentrez &rendertype=abstract
44. VanNess, J.M., et al. (2010), 'Postexertional Malaise in Women with Chronic Fatigue Syndrome': www.liebertpub.com/doi/10.1089/jwh.2009.1507
45. Holtzman, C., et al. (2019), 'Assessment of Post-Exertional Malaise(PEM) in Patients with Myalgic Encephalomyelitis (ME) and Chronic Fatigue Syndrome (CFS): A Patient-Driven Survey': www.mdpi.com/2075-4418/9/1/26
46. Bou-Holaigah, I. (1995), 'The Relationship Between Neurally Mediated Hypotension and the Chronic Fatigue Syndrome': http://jama.jamanetwork.com/article.aspx?articleid=389684
47. Ocon, A.J., et al. (2012), 'Increasing orthostatic stress impairs neurocognitive functioning in chronic fatigue syndrome with postural tachycardia syndrome': www.ncbi.nlm.nih.gov/pubmed/21919887
48. Chu, L., et al. (2018), 'Deconstructing post-exertional malaise in myalgic encephalomyelitis/chronic fatigue syndrome: A patient-centered, crosssectional survey': www.ncbi.nlm.nih.gov/pubmed/29856774
49. Arroll, M.A., et al. (2014), 'The delayed fatigue effect in myalgic encephalomyelitis/chronic fatigue syndrome (ME/CFS)': www.tandfonline.com/doi/abs/10.1080/21641846.2014.892755
50. Cvejic, E., et al. (2017), 'Autonomic nervous system function, activity patterns, and sleep after physical or cognitive challenge in people with chronic fatigue syndrome': www.ncbi.nlm.nih.gov/pubmed/29167053
51. Nijs, J., et al. (2012), 'In the mind or in the brain? Scientific evidence for central sensitisation in chronic fatigue syndrome': www.ncbi.nlm.nih.gov/pubmed/21793823
52. Myhill, S., et al. (2009), 'Chronic fatigue syndrome and mitochondrial dysfunction': www.ncbi.nlm.nih.gov/pmc/articles/PMC2680051/
53. Booth, N.E., et al. (2012), 'Mitochondrial dysfunction and the pathophysiology of Myalgic Encephalomyelitis/Chronic Fatigue Syndrome (ME/CFS)': www.ncbi.nlm.nih.gov/pubmed/22837795

54. Nicolson, G.L. (2014), 'Mitochondrial dysfunction and chronic disease: Treatment with natural supplements', Integrative Medicine, 13(4): 35–43.
55. Werbach, M. (2000), 'Nutritional strategies for treating chronic fatigue syndrome': https://pubmed.ncbi.nlm.nih.gov/10767667/

## CHAPTER 4 I 생각과 감정이 피로에 미치는 영향

56. Barnden, L.R., et al. (2015), 'Evidence in chronic fatigue syndrome for severity-dependent upregulation of prefrontal myelination that is independent of anxiety and depression': http://doi.wiley.com/10.1002/nbm.3261
57. Christley, Y., et al. (2013), 'The Neuropsychiatric and Neuropsychological Features of Chronic Fatigue Syndrome: Revisiting the Enigma': https://pubmed.ncbi.nlm.nih.gov/23440559/?dopt=Abstract
58. Griffith, J.P. and Zarrouf, F.A. (2008), 'A systematic review of chronic fatigue syndrome: don't assume it's depression': www.pubmedcentral.nih.gov/articlerender.fcgi?artid=2292451&tool=pmcentrez&rendertype=abstract
59. Zschucke, E., et al. (2013), 'Exercise and physical activity in mental disorders: clinical and experimental evidence': www.ncbi.nlm.nih.gov/pubmed/23412549J
60. Wegner, M., et al. (2020), 'Systematic Review of Meta-Analyses: Exercise Effects on Depression in Children and Adolescents': www.ncbi.nlm.nih.gov/pubmed/32210847
61. Schuch, B.F. et al. (2016), 'Exercise as a Treatment for Depression: A Meta-Analysis Adjusting for Publication Bias': https://pubmed.ncbi.nlm.nih.gov/26978184/
62. Kimberlee, R., et al. (2013), 'Measuring the economic impact of the wellspring healthy living centre's social prescribing wellbeing programme for low level mental health issues encountered by GP services': https://uwe-repository.worktribe.com/output/926277
63. Bjørkum, T., et al. (2009), 'Patients' experience with treatment of chronic fatigue syndrome': www.ncbi.nlm.nih.gov/pubmed/19521443
64. Geraghty, K., et al. (2019), 'Myalgic encephalomyelitis/chronic fatigue syndrome patients reports of symptom changes following cognitive behavioural therapy, graded

exercise therapy and pacing treatments: Analysis of a primary survey compared with secondary surveys': https://pubmed.ncbi.nlm.nih.gov/28847166/
65. Vink, M. and Vink-Niese, A. (2018), 'Graded exercise therapy for myalgic encephalomyelitis/chronic fatigue syndrome is not effective and unsafe. Re-analysis of a Cochrane review': www.ncbi.nlm.nih.gov/pubmed/30305916
66. Kindlon, T. (2017), 'Do Graded Activity Therapies Cause Harm in Chronic Fatigue Syndrome?' https://pubmed.ncbi.nlm.nih.gov/28805516/
67. Taylor, A.K., et al. (2017), '"It's personal to me": A qualitative study of depression in young people with CFS/ME': https://pubmed.ncbi.nlm.nih.gov/27742756/
68. Kiecolt-Glaser, J.K., et al. (1986), 'Modulation of Cellular Immunity in Medical Students': http://pni.osumc.edu/KG Publications%28pdf%29/013.pdf
69. Gouin, J-P. and Kiecolt-Glaser, J.K. (2011), 'The impact of psychological stress on wound healing: methods and mechanisms': www.ncbi.nlm.nih.gov/pubmed/21094925
70. Kiecolt-Glaser, J.K., et al. (1995), 'Slowing of wound healing by psychological stress': https://pubmed.ncbi.nlm.nih.gov/7475659/
71. Naviaux, R.K. (2014), 'Metabolic features of the cell danger response': www.sciencedirect.com/science/article/pii/S1567724913002390
72. Naviaux, R.K. (2019), 'Perspective: Cell Danger Response Biology—The New Science that Connects Environmental Health with Mitochondria and the Rising Tide of Chronic Illness': www.sciencedirect.com/science/article/pii/S1567724919302922?via%3Dihub
73. Naviaux, R.K., et al. (2016), 'Metabolic features of chronic fatigue syndrome': https://pubmed.ncbi.nlm.nih.gov/27573827/

## CHAPTER 5 | 피로를 이해하기 위한 새로운 모델

74. Belcourt, S., et al. (2001), 'A twin Study of Chronic Fatigue': www.academia.edu/2725172/
75. Perez, M., et al. (2019), 'Genetic Predisposition for Immune System, Hormone, and Metabolic Dysfunction in Myalgic Encephalomyelitis/Chronic Fatigue Syndrome:

A Pilot Study': www.ncbi.nlm.nih.gov/pmc/articles/PMC6542994/
76. Fitzgerald, K. (not yet published), 'Methylation Diet and Lifestyle Study': https://clinicaltrials.gov/ct2/show/study/NCT03472820

## CHAPTER 6 | 피로의 성격

77. Tack, M. (2019), 'Letter to the Editor (March 3, 2019) concerning the paper "The relationship between chronic fatigue syndrome, burnout, job satisfaction, social support and age among academics at a tertiary institution"': www.journalssystem.com/ijomeh/Letter-tothe-editor-concerning-the-paper-The-relationship-between-chronicfatigue,105960,0,2.html
78. Alderman, C. (1990), 'Yuppie 'flu – a real illness': http://journals.rcni.com/doi/10.7748/ns.4.49.18.s33

## CHAPTER 7 | 몸이 느끼는 부담

79. Felitti, V.J., et al. (2019), 'Reprint of: Relationship of Childhood Abuse and Household Dysfunction to Many of the Leading Causes of Death in Adults: The Adverse Childhood Experiences (ACE) Study': https://linkinghub.elsevier.com/retrieve/pii/S0749379719301436
80. Finkelhor, D., et al. (2015), 'A revised inventory of Adverse Childhood Experiences': www.sciencedirect.com/science/article/abs/pii/S0145213415002409?via%3Dihub
81. Afifi, T.O., et al. (2020), 'Confirmatory factor analysis of adverse childhood experiences (ACEs) among a community-based sample of parents and adolescents': www.ncbi.nlm.nih.gov/pubmed/32316954BMC
82. Shalev, I., et al. (2020), 'Investigating the impact of early-life adversity on physiological, immune, and gene expression responses to acute stress: A pilot feasibility study': www.ncbi.nlm.nih.gov/pmc/articles/PMC7122782/
83. Gerritsen, L., et al. (2017), 'HPA Axis Genes, and Their Interaction with Childhood

Maltreatment, are Related to Cortisol Levels and Stress-Related Phenotypes': www.ncbi.nlm.nih.gov/pubmed/28589964 2017
84. Steenkamp, M.M., et al. (2017), 'Predictors of PTSD 40 years after combat: Findings from the National Vietnam Veterans longitudinal study': http://doi.wiley.com/10.1002/da.22628
85. Howley, E. (2019), 'Statistics on PTSD in Veterans': https://health.usnews.com/conditions/mental-health/ptsd/articles/ptsd-veteransstatistics

## CHAPTER 8 | 피로와 스트레스

86. Chu, B., et al. (2020), 'Physiology, Stress Reaction': www.ncbi.nlm.nih.gov/pubmed/31082164
87. Porges, S.W. (2001), 'The polyvagal theory: phylogenetic substrates of a social nervous system': www.sciencedirect.com/science/article/abs/pii/S0167876001001623?via%3Dihub
88. Porges, S.W. (2009), 'The polyvagal theory: new insights into adaptive reactions of the autonomic nervous system': www.ncbi.nlm.nih.gov/pubmed/19376991
89. Zimmermann, A., et al. (2014), 'When less is more: hormesis against stress and disease': http://microbialcell.com/researcharticles/when-lessis-more-hormesis-against-stress-and-disease/
90. van Oort, J., et al. (2020), 'Absence of default mode downregulation in response to a mild psychological stressor marks stress-vulnerability across diverse psychiatric disorders': www.sciencedirect.com/science/article/pii/S2213158220300152
91. Kinlein, S.A., et al. (2015), 'Dysregulated hypothalamic-pituitaryadrenal axis function contributes to altered endocrine and neurobehavioral responses to acute stress': www.ncbi.nlm.nih.gov/pubmed/25821436
92. Dunlavey, C.J. (2018), 'Introduction to the Hypothalamic-Pituitary-Adrenal Axis: Healthy and Dysregulated Stress Responses, Developmental Stress and Neurodegeneration': www.ncbi.nlm.nih.gov/pubmed/30057514

93. Sender, R., et al. (2016), 'Revised Estimates for the Number of Human and Bacteria Cells in the Body': www.ncbi.nlm.nih.gov/pmc/articles/PMC4991899/
94. Belkaid, Y. and Hand, T.W. (2014), 'Role of the microbiota in immunity and inflammation': www.ncbi.nlm.nih.gov/pubmed/24679531
95. Carabotti, M., et al. (2015), 'The gut–brain axis: interactions between enteric microbiota, central and enteric nervous systems': www.ncbi.nlm.nih.gov/pubmed/25830558
96. Ma, Q., et al. (2019), 'Impact of microbiota on central nervous system and neurological diseases: the gut–brain axis': https://jneuroinflammation.biomedcentral.com/articles/10.1186/s12974-019-1434-3
97. Bischoff, S.C., et al. (2014), 'Intestinal permeability – a new target for disease prevention and therapy': www.ncbi.nlm.nih.gov/pmc/articles/PMC4253991/
98. Li, Y, et al. (2018), 'The Role of Microbiome in Insomnia, Circadian Disturbance and Depression', Frontiers in Psychiatry, 9(December):1–11.
99. Appleton, J. (2018), 'The Gut–Brain Axis: Influence of Microbiota on Mood and Mental Health': www.ncbi.nlm.nih.gov/pmc/articles/PMC6469458/
100. D'Mello, C., et al. (2015), 'Probiotics Improve Inflammation-Associated Sickness Behavior by Altering Communication between the Peripheral Immune System and the Brain': www.jneurosci.org/content/35/30/10821.full
101. Ganci, M., et al. (2019), 'The role of the brain–gut–microbiota axis in psychology: The importance of considering gut microbiota in the development, perpetuation, and treatment of psychological disorders': www.ncbi.nlm.nih.gov/pmc/articles/PMC6851798/
102. Parkar, S.G., et al. (2019), 'Potential role for the gut microbiota in modulating host circadian rhythms and metabolic health', Microorganisms, 7(2):1–21.
103. Fasano, A. (2020), 'All disease begins in the (leaky) gut: role of zonulin-mediated gut permeability in the pathogenesis of some chronic inflammatory diseases': www.ncbi.nlm.nih.gov/pubmed/32051759F1000
104. Kolacz, J. and Porges, S.W. (2018), 'Chronic Diffuse Pain and Functional Gastrointestinal Disorders After Traumatic Stress: Pathophysiology Through a

Polyvagal Perspective': www.ncbi.nlm.nih.gov/pubmed/29904631

105. Maes, M. and Twisk, F.N. (2009), 'Why myalgic encephalomyelitis/chronic fatigue syndrome (ME/CFS) may kill you: disorders in the inflammatory and oxidative and nitrosative stress (IO&NS) pathways may explain cardiovascular disorders in ME/CFS': www.ncbi.nlm.nih.gov/pubmed/20038921

106. Maes, M. (2009), 'Inflammatory and oxidative and nitrosative stress pathways underpinning chronic fatigue, somatization and psychosomatic symptoms': www.ncbi.nlm.nih.gov/pubmed/19127706

107. Yu, LC-H. (2018), 'Microbiota dysbiosis and barrier dysfunction in inflammatory bowel disease and colorectal cancers: exploring a common ground hypothesis': www.ncbi.nlm.nih.gov/pmc/articles/PMC6234774/

108. Bures, J., et al. (2006), 'Small intestinal bacterial overgrowth syndrome', World Journal of Gastroenterology, 16(24):2978–90.

109. Saffouri, G.B., et al. (2019), 'Small intestinal microbial dysbiosis underlies symptoms associated with functional gastrointestinal disorders': www.ncbi.nlm.nih.gov/pmc/articles/PMC6494866/

110. Sachdev, A.H. and Pimentel, M. (2013), 'Gastrointestinal bacterial overgrowth: pathogenesis and clinical significance': www.ncbi.nlm.nih.gov/pubmed/23997926

111. Pimentel, M., et al. (2004), 'A link between irritable bowel syndrome and fibromyalgia may be related to findings on lactulose breath testing': www.ncbi.nlm.nih.gov/pubmed/15020342

## CHAPTER 10 I 호르몬과 신체 에너지

112. Cadegiani, F.A. and Kater, C.E. (2016), 'Adrenal fatigue does not exist: a systematic review': www.ncbi.nlm.nih.gov/pmc/articles/PMC4997656/

113. Wyller, V.B., et al. (2016), 'Altered neuroendocrine control and association to clinical symptoms in adolescent chronic fatigue syndrome: a cross-sectional study': www.ncbi.nlm.nih.gov/pubmed/27149955

114. Torres-Harding, S., et al. (2008), 'The associations between basal salivary cortisol and illness symptomatology in chronic fatigue syndrome': www.ncbi.nlm.nih.gov/

pmc/articles/PMC2730359/
115. Ludwig, D.S. (2014), 'Clinical update: the low-glycaemic-index diet. https://www.thelancet.com/journals/lancet/article/PIIS0140-6736%2807%2960427-9/fulltext
116. Savage, D.B., et al. (2007), 'Disordered Lipid Metabolism and the Pathogenesis of Insulin Resistance': www.ncbi.nlm.nih.gov/pmc/articles/PMC2995548/
117. Moghaddam, E., et al. (2006), 'The Effects of Fat and Protein on Glycemic Responses in Nondiabetic Humans Vary with Waist Circumference, Fasting Plasma Insulin, and Dietary Fiber Intake': https://academic.oup.com/jn/article/136/10/2506/4746688
118. Hucklebridge, F., et al. (2005), 'The diurnal patterns of the adrenal steroids cortisol and dehydroepiandrosterone (DHEA) in relation to awakening': www.sciencedirect.com/science/article/abs/pii/S030645300400071X
119. Arendt, J. (2006), 'Melatonin and Human Rhythms': www.tandfonline.com/doi/full/10.1080/07420520500464361
120. Pevet, P. and Challet, E. (2011), 'Melatonin: Both master clock output and internal time-giver in the circadian clocks network': www. sciencedi rect .com/science /ar t icle /abs /pi i /S0928425711000040?via%3Dihub
121. Videnovic, A., et al. (2014), 'Circadian melatonin rhythm and excessivedaytime sleepiness in Parkinson disease': www.ncbi.nlm.nih.gov/pubmed/24566763JAMA
122. Tsang, A., et al. (2014), 'Interactions between endocrine and circadian systems': https://jme.bioscientifica.com/view/journals/jme/52/1/R1.xml
123. Cajochen, C., et al. (2011), 'Evening exposure to a light-emitting diodes (LED)-backlit computer screen affects circadian physiology and cognitive performance': www.physiology.org/doi/10.1152/japplphysiol.00165.2011
124. Cajochen, C., et al. (2005) 'High Sensitivity of Human Melatonin, Alertness, Thermoregulation, and Heart Rate to Short Wavelength Light': https://pubmed.ncbi.nlm.nih.gov/15585546/2005
125. Schmidt, C., et al. (2018), 'Light exposure via a head-mounted device suppresses melatonin and improves vigilant attention without affecting cortisol and comfort': https://orbi.uliege.be/bitstream/2268/226193/1/Schmidt 2018 PsyCh.pdf
126. Green, A., et al. (2017), 'Evening light exposure to computer screens disrupts human sleep, biological rhythms, and attention abilities': www.tandfonline.com/doi/full/1

0.1080/07420528.2017.1324878
127. Cho, Y, et al. (2016), 'Effects of artificial light at night on human health: A literature review of observational and experimental studies applied to exposure assessment': www.ncbi.nlm.nih.gov/pubmed/26375320
128. Codoñer-Franch, P. and Gombert, M. (2018), 'Circadian rhythms in the pathogenesis of gastrointestinal diseases', World Journal of Gastroenterology, 24(38):4297–4303.
129. Tähkämö, L., et al. (2019), 'Systematic review of light exposure impact on human circadian rhythm': www.tandfonline.com/doi/full/10.1080/07420528.2018.1527773
130. Prayag, A., et al. (2019), 'Light Modulation of Human Clocks, Wake, and Sleep': www.mdpi.com/2624-5175/1/1/17
131. Leese, G., et al. (1996), 'Short-term night-shift working mimics the pituitary-adrenocortical dysfunction in chronic fatigue syndrome': https : //academic.oup.com/jcem/article-lookup/doi /10.1210/jcem.81.5.8626849

## CHAPTER 11 | 피로와 면역체계

132. Cressey, D. (2011), 'XMRV paper withdrawn': http://blogs.nature.com/news/2011/12/xmrv-paper-withdrawn.html
133. Anand, S.K. and Tikoo, S.K. (2013), 'Viruses as Modulators of Mitochondrial Functions', Advances in Virology, vol. 2013, Article ID 738794
134. Centers for Disease Control and Prevention (2018), 'Possible Causes | Myalgic Encephalomyelitis/Chronic Fatigue Syndrome (ME/CFS)': www.cdc.gov/me-cfs/about/possible-causes.html
135. Ikuta, K., et al. (2003), 'Diagnostic evaluation of 2⊠, 5⊠-oligoadenylate synthetase activities and antibodies against Epstein-Barr virus and Coxiella burnetii in patients with chronic fatigue syndrome in Japan': www.sciencedirect.com/science/article/abs/pii/S1286457903002193?via%3Dihub
136. Eriksen, W. (2018), 'ME/CFS, case definition, and serological response to Epstein-Barr virus. A systematic literature review': www.tandfonline.com/doi/full/10.1080

/21641846.2018.1503125

137. Rasa, S., et al. (2018), 'Chronic viral infections in myalgic encephalomyelitis/chronic fatigue syndrome (ME/CFS)': https://www.ncbi.nlm.nih.gov/pmc/articles/PMC6167797/

138. Yalcin, S., et al. (1994), 'Prevalence of Human Herpesvirus 6 Variants A and B in Patients with Chronic Fatigue Syndrome': http://doi.wiley.com/10.1111/j.1348-0421.1994.tb01827.x

139. Eldin, C., et al. (2017), 'From Q Fever to Coxiella burnetii Infection: a Paradigm Change': www.ncbi.nlm.nih.gov/pubmed/27856520 2017

140. Buchwald, D., et al. (1996), 'Viral serologies in patients with chronic fatigue and chronic fatigue syndrome': http://doi.wiley.com/10.1002/%28SICI%291096-9071%28199609%2950%3A1%3C25%3A%3AAID-JMV6%3E3.0.CO%3B2-V

141. Koelle, D.M., et al (2002), 'Markers of Viral Infection in Monozygotic Twins Discordant for Chronic Fatigue Syndrome': https://academic.oup.com/cid/article-lookup/doi/10.1086/341774

142. Brewer, J.H., et al. (2013), 'Detection of Mycotoxins in Patients with Chronic Fatigue Syndrome': www.ncbi.nlm.nih.gov/pmc/articles/PMC3705282/

143. Chester, A.C. and Levine, P.H. (1994), 'Concurrent Sick Building Syndrome and Chronic Fatigue Syndrome: Epidemic Neuromyasthenia Revisited': http://academic.oup.com/cid/article/18/Supplement_1/S43/317008/Concurrent-Sick-Building-Syndrome-and-Chronic

144. Campbell, A.W., et al. (2004), 'Mold and Mycotoxins: Effects on the Neurological and Immune Systems in Humans': www.sciencedirect.com/science/article/pii/S0065216404550153?via%3Dihub Adv

145. Rea, W.J., et al. (2003), 'Effects of Toxic Exposure to Molds and Mycotoxins in Building-Related Illnesses': https://pubmed.ncbi.nlm.nih.gov/15143852/

146. Ratnaseelan, A.M, et al. (2018), 'Effects of Mycotoxins on Neuropsychiatric Symptoms and Immune Processes': www.clinicaltherapeutics.com/article/S0149-2918(18)30229-7/fulltext

147. Centers for Disease Control and Prevention (2019), 'Lyme and Other Tickborne Diseases Increasing': www.cdc.gov/media/dpk/diseases-andconditions/lyme-disease/index.html

148. White, P.D., et al. (2011), 'Comparison of adaptive pacing therapy, cognitive behaviour therapy, graded exercise therapy, and specialist medical care for chronic fatigue syndrome (PACE): a randomised trial': www.ncbi.nlm.nih.gov/pubmed/21334061
149. Wilshire, C., et al. (2017), 'Can patients with chronic fatigue syndrome really recover after graded exercise or cognitive behavioural therapy? A critical commentary and preliminary re-analysis of the PACE trial': www.tandfonline.com/doi/full/10.1080/21641846.2017.1259724
150. Wilshire, C.E., et al. (2018), 'Rethinking the treatment of chronic fatigue syndrome – a reanalysis and evaluation of findings from a recent major trial of graded exercise and CBT': www.ncbi.nlm.nih.gov/pubmed/29562932BMC
151. Sharpe, M., et al. (2019), 'The PACE trial of treatments for chronic fatigue syndrome: a response to Wilshire et al.': www.ncbi.nlm.nih.gov/pubmed/30871632
152. Wilshire, C.E. and Kindlon, T. (2019), 'Response: Sharpe, Goldsmith and Chalder fail to restore confidence in the PACE trial findings': www.ncbi.nlm.nih.gov/pubmed/30914065
153. Torjesen, I. (2015), 'Tackling fears about exercise is important for ME treatment, analysis indicates': www.bmj.com/cgi/doi/10.1136/bmj.h227
154. Twisk, F. and Maes, M. (2009), 'A review on cognitive behavorial therapy(CBT) and graded exercise therapy (GET) in myalgic encephalomyelitis(ME)/chronic fatigue syndrome (CFS): CBT/GET is not only ineffective and not evidence-based, but also potentially harmful for many patients with ME/CFS': www.researchgate.net/publication/38034776_A_review_on_cognitive_behavorial_therapy_CBT_and_graded_exercise_therapy_GET_in_myalgic_encephalomyelitis_ME_chronic_fatigue_syndrome_CFS_CBTGET_is_not_only_ineffective_and_not_evidencebased_but_also

## CHAPTER 15 | 몸을 치유 상태로 이끄는 법

155. Lardone, A. et al. (2018), 'Mindfulness Meditation Is Related to Long-Lasting Changes in Hippocampal Functional Topology during Resting State: A Magnetoencephalography Study': www.ncbi.nlm.nih.gov/pmc/articles/PMC6312586/
156. Braboszcz, C., et al. (2017), 'Increased Gamma Brainwave Amplitude Compared to Control in Three Different Meditation Traditions': www.ncbi.nlm.nih.gov/pmc/articles/PMC5261734/
157. Cahn, B.R., et al. (2013), 'Event-related delta, theta, alpha and gamma correlates to auditory oddball processing during Vipassana meditation': www.ncbi.nlm.nih.gov/pmc/articles/PMC3541491/
158. Amihai, I. and Kozhevnikov, M. (2014), 'Arousal vs. Relaxation: A Comparison of the Neurophysiological and Cognitive Correlates of Vajrayana and Theravada Meditative Practices': www.ncbi.nlm.nih.gov/pmc/articles/PMC4106862/
159. Fucci, E., et al. (2018), 'Differential effects of non-dual and focused attention meditations on the formation of automatic perceptual habits in expert practitioners': www.ncbi.nlm.nih.gov/pmc/articles/PMC7050275/

## CHAPTER 16 | 영양의 기본 원칙

160. Guandalini, S. and Newland C. (2011), 'Differentiating Food Allergies from Food Intolerances': http://link.springer.com/10.1007/s11894-011-0215-7
161. Tuck, C.J., et al. (2019), 'Food Intolerances': www.ncbi.nlm.nih.gov/pmc/articles/PMC6682924/
162. Lomer, M.C.E. (2015), 'Review article: the aetiology, diagnosis, mechanisms and clinical evidence for food intolerance': http://doi.wiley.com/10.1111/apt.13041
163. Layman, D.K., et al. (2003), 'A Reduced Ratio of Dietary Carbohydrate to Protein Improves Body Composition and Blood Lipid Profiles during Weight Loss in Adult Women': https://academic.oup.com/jn/article/133/2/411/4687883
164. Puri, B.K. (2007), 'Long-chain polyunsaturated fatty acids and the pathophysiology

of myalgic encephalomyelitis (chronic fatigue syndrome), Journal Clinical Pathology, 60(2):122–4.

165. BANT (British Assocation for Applied Nutrition and Nutritional Therapy) (2015), 'EAT A RAINBOW – 7 A DAY': https://bant.org.uk/wp-content/uploads/2015/09/EAT_A_RAINBOW_GUIDELINES.pdf

166. Venturini, L., et al. (2019), 'Modification of Immunological Parameters, Oxidative Stress Markers, Mood Symptoms, and Well-Being Status in CFS Patients after Probiotic Intake: Observations from a Pilot Study': www.ncbi.nlm.nih.gov/pmc/articles/PMC6906814/

167. Galland, L. (2014), 'The Gut Microbiome and the Brain': www.ncbi.nlm.nih.gov/pmc/articles/PMC4259177/

168. Lakhan, S.E. and Kirchgessner A. (2010), 'Gut inflammation in chronic fatigue syndrome': https://pubmed.ncbi.nlm.nih.gov/20939923/

169. Holmstrup, M.E, et al. (2010), 'Effect of meal frequency on glucose and insulin excursions over the course of a day': www.sciencedirect.com/science/article/abs/pii/S1751499110000545

170. Mattson, M.P., et al. (2017), 'Impact of intermittent fasting on health anddisease processes': www.ncbi.nlm.nih.gov/pmc/articles/PMC5411330/

171. Anton, S.D., et al. (2018), 'Flipping the Metabolic Switch: Understanding and Applying Health Benefits of Fasting': www.ncbi.nlm.nih.gov/pmc/articles/PMC5783752/

172. Crinnion, W. (2015), 'Organic Foods Contain Higher Levels of Certain Nutrients, Lower Levels of Pesticides, and May Provide Health Benefits for the Consumer': http://archive.foundationalmedicinereview.com/publications/15/1/4.pdf

173. Benelam, B. and Wyness L. (2010), 'Hydration and health: a review': http://doi.wiley.com/10.1111/j.1467-3010.2009.01795.x

174. Miquel-Kergoat, S., et al. (2015), 'Effects of chewing on appetite, food intake and gut hormones: A systematic review and meta-analysis': www.sciencedirect.com/science/article/pii/S0031938415300317?via%3Dihub

175. Giacco, R., et al. (2014), 'A whole-grain cereal-based diet lowers postprandial plasma insulin and triglyceride levels in individuals with metabolic syndrome': www.sciencedirect.com/science/article/abs/pii/S0939475314000386

176. Catassi, C., et al. (2013), 'Non-Celiac Gluten Sensitivity: The New Frontier of Gluten Related Disorders': www.mdpi.com/2072-6643/5/10/3839/htm

177. Elli, L., et al. (2016), 'Evidence for the Presence of Non-Celiac Gluten Sensitivity in Patients with Functional Gastrointestinal Symptoms: Results from a Multicenter Randomized Double-Blind Placebo-Controlled Gluten Challenge': www.ncbi.nlm.nih.gov/pubmed/26867199

178. Vojdani, A., et al. (2014), 'The Prevalence of Antibodies against Wheat and Milk Proteins in Blood Donors and Their Contribution to Neuroimmune Reactivities': www.ncbi.nlm.nih.gov/pmc/articles/PMC3916846/

179. Misselwitz, B., et al. (2019), 'Update on lactose malabsorption and intolerance: pathogenesis, diagnosis and clinical management': http://gut.bmj.com/lookup/doi/10.1136/gutjnl-2019-318404

180. Corti, R., et al. (2002), 'Coffee Acutely Increases Sympathetic Nerve Activity and Blood Pressure Independently of Caffeine Content': www.ahajournals.org/doi/10.1161/01.CIR.0000046228.97025.3A

181. Bunsawat, K., (2015), 'Caffeine delays autonomic recovery following acute exercise': http://journals.sagepub.com/doi/10.1177/2047487314554867

182. Ramalakshmi, K. and Raghavan, B. (1999), 'Caffeine in Coffee: Its Removal. Why and How?' www.tandfonline.com/doi/abs/10.1080/10408699991279231

183. Lovallo, W.R. et al. (2005), 'Caffeine Stimulation of Cortisol Secretion Across the Waking Hours in Relation to Caffeine Intake Levels': www.ncbi.nlm.nih.gov/pmc/articles/PMC2257922/

# 피로 해독

**1판 1쇄 인쇄** 2022년 10월 13일
**1판 1쇄 발행** 2022년 11월 3일

**지은이** 알렉스 하워드
**옮긴이** 서경의

**발행인** 황민호
**본부장** 박정훈
**책임편집** 강경양
**기획편집** 김순란 김사라
**마케팅** 조안나 이유진 이나경
**국제판권** 이주은 한진아
**제작** 심상운

**발행처** 대원씨아이㈜
**주소** 서울특별시 용산구 한강대로15길 9-12
**전화** (02)2071-2094
**팩스** (02)749-2105
**등록** 제3-563호
**등록일자** 1992년 5월 11일

ISBN 979-11-6944-547-4 03510